Bertschat, Praktische Notfallmedizin

Frank-Ludwig Bertschat

Praktische Notfallmedizin

Leitsymptome und Behandlung

unter Mitarbeit von
Frank Martens

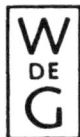

Walter de Gruyter
Berlin · New York 1988

Dr. med. Frank-Ludwig Bertschat
Reanimationszentrum der
Freien Universität Berlin
Universitätsklinikum Rudolf Virchow
Standort Charlottenburg
Spandauer Damm 130
1000 Berlin 19

CIP-Titelaufnahme der Deutschen Bibliothek

Bertschat, Frank-Ludwig:
Praktische Notfallmedizin : Leitsymptome u. Behandlung /
Frank-Ludwig Bertschat. Unter Mitarb. von Frank Martens. –
Berlin ; New York : de Gruyter, 1988
    ISBN 3-11-011599-9

Satz und Druck: Luck + Schulze, Berlin
Bindearbeiten: Lüderitz & Bauer GmbH, Berlin

„NIHIL NOCERE!"

Gewidmet
Frau Professor Dr. Karla Ibe

Geleitwort

Hilfe bei schwerer Krankheit, rasche und effektive Behandlung in lebensbedrohendem Notfall, das ist es, was die Bevölkerung von den Ärzten erwartet. Sind aber alle auf die Aufgabe vorbereitet, genügend ausgebildet, hinreichend geschult?

Je weiter die Spezialisierung in der Medizin um sich greift, je mehr sich spezielles Wissen in zusätzlichen Subspezialitäten konzentriert, um so größer muß zwangsläufig die Einbuße an allgemein-medizinischen Kenntnissen werden. Diese aber sind Voraussetzung zu erster ärztlicher Hilfeleistung im Notfall.

Damit soll die Bedeutung des Spezialistentums, des Vorantreibens der Forschung keinesfalls geschmälert werden. Nur so können neue, erfolgversprechende Wege zur Behandlung von Krankheiten gefunden werden. Daneben aber muß es den Praktiker geben. Daß er nicht zuletzt neue, bereits erprobte therapeutische Prinzipien für seine Tätigkeit auch auf dem Gebiet der Notfallmedizin übernimmt, setzt Kommunikation mit den Spezialisten im Sinne einer ständigen Aus- und Weiterbildung voraus.

Auch der versierte Arzt kann nicht alles wissen. Gerade bei Vorliegen eines Notfalles, der rasche Hilfeleistung erfordert, wird er deshalb ein Buch schätzen, in dem er sich schnell über die im Einzelfall erforderlichen Maßnahmen orientieren kann.

Frank-Ludwig Bertschat und Frank Martens, beide Arzt für Innere Krankheiten, Intensivmediziner und seit Jahren als Arzt auf dem Notarztwagen tätig, haben anläßlich des zehnjährigen Bestehens des Notarztwagens 235, stationiert am Reanimationszentrum der Universitätskliniken in Berlin und der Feuerwache Suarez in Berlin-West, das vorliegende Buch „Aus der Praxis – für die Praxis" geschrieben.

In Anlehnung an die Einsatzstichworte der Berliner Feuerwehr für den Notarztwagen werden die Leitsymptome „schwere Blutung", „plötzliche Bewußtlosigkeit", „Atemnot", „Brustschmerz", „Vergiftung" und „akutes Abdomen" abgehandelt, im Notfall anzuwendende Medikamente in Wirkung und Nebenwirkungen dargestellt und die Zusammensetzung sogenannter „Funktionströpfe", die sich im täglichen Notfalleinsatz bewährt haben, aufgeführt. Dabei wird das wichtige Kapitel der Hygiene vor Ort und im Notarztwagen nicht außer acht gelassen. Das Ausstattungskonzept des Notarztwagens ist vor allem für die Kollegen von Wert, denen der Aufbau eines Notarztwagensystems zur Aufgabe gestellt worden ist.

Ich wünsche mir für das Buch weite Verbreitung, denn es ist für „Anfänger" auf dem Gebiet der Notfallmedizin eine praktische Hilfe und bietet „Fortgeschrittenen" den einen oder anderen praktischen Tip.

Berlin, Frühjahr 1988   *Prof. Dr. Karla Ibe*

Vorwort

Die Versorgung von Patienten in lebensbedrohlichen Notfallsituationen in kürzester Zeit wurde in Krankenhäusern durch die Einrichtung von Aufnahmestationen, Schockräumen und zentralen Intensivbereichen seit längerem realisiert. Die Einführung von Notarztwagensystemen und Rettungshubschraubern brachte die Vorverlagerung der Notfallversorgung in den präklinischen Bereich mit sich.

Die Erwartung der Öffentlichkeit gegenüber dem präklinisch tätigen Notarztteam, welchem ja auch juristisch eine Garantenstellung zukommt, führte zu einer Omnipotenzvorstellung von notärztlichen Fähigkeiten, begründet durch 24 Stunden Präsenz der Rettungssysteme und die Erfahrung lebensrettender Tätigkeiten in anscheinend ausweglosen Situationen.

Die Medizin im präklinischen Notfall ist keine andere als in der Klinik. Sie findet aber in völlig anderer Umgebung und in aller Öffentlichkeit statt; dieses ungewohnte Tätigkeitsfeld bedeutet auch für den erfahrenen Arzt neben außergewöhnlicher Belastung erstklassiges und sofort abrufbares interdisziplinäres Fachwissen, um auch in Fragen der Bergung Verletzter, bei Großschadensereignissen oder bereits über Funk integrative und leitende Tätigkeit im Rettungsteam ausüben zu können. Die Zugehörigkeit des Arztes zu einer medizinischen Subspezialität ist irrelevant, Intubationsrate, Zahl der zentralen Zugänge oder Reanimationsergebnisse unterscheiden sich nicht, wenn Ärzte verschiedener Disziplinen in ihrem Maßnahmenkatalog verglichen werden. Das jeweils Notwendige wird getan.

Ziel der interdisziplinären Tätigkeit im Notarztdienst ist die definitive Versorgung des Patienten. Das bedeutet nicht, daß der Arzt als Begleiter eines Patienten auf den Eintritt einer vital bedrohlichen Situation warten und bei Teilausfall einer Vitalfunktion handeln soll. Er soll vielmehr in Kenntnis des Krankheitsbildes, dessen wahrscheinlicher Entwicklung und unter Einschätzung von Vorerkrankungen und Konstitution des Patienten vor Ort den Heilungsprozeß einleiten und subjektive Mißempfindungen des Patienten lindern.

Teampartner des Arztes ist in der Klinik das Krankenpflegepersonal, präklinisch sind es Mitarbeiter von Feuerwehren und Hilfsorganisationen mit unterschiedlicher Ausbildung. Da es nur wenige ausgebildete Rettungssanitäter gibt, ist in jedem Einzelfall die Ebene der Kommunikation neu einzuschätzen. Wege aus diesem Dilemma sind entweder die Einführung fester Rettungsteams oder aber besser die einheitliche Ausbildung, die für Berliner Feuerwehrbeamte seit einigen Jahren realisiert werden konnte.

Das Abwälzen von medizinischer Verantwortung auf Nichtärzte darf auf keinen Fall ein Ziel der Notfallmedizin sein. Rettungssanitäter wissen nämlich gelegentlich mit einem kritisch kranken Notfallpatienten sinnvoller umzugehen als Bereitschaftsärzte oder frisch gebackene Jungmediziner.

Die Behandlung schwerst Kranker oder Verletzter liegt in der Verantwortung des Arztes. Demgegenüber ist die Ausbildung im Fach Notfallmedizin unzureichend, von praktischen Kenntnissen können nur wenige Studenten profitieren, die ohne Scheu vor freiwilligen Nachtschichten an der Versorgung von Notfallpatienten teilnehmen. Der Ausweg darf nicht in einer Verschärfung der Prüfungsinhalte liegen oder in einer Verschiebung der Lernziele auf unbestimmte Zeit nach dem Studium in Gestalt einer fakultativen Weiterbildung, sondern muß auf einer praxisorientierten, d.h. auf der Analyse von Leitsymptomen beruhenden, Lernform bereits im Studium fußen. Das Wissen erfahrener klinisch denkender Rettungssanitäter sollte das ärztliche Handeln sinnvoll ergänzen.

Organisatorische Mängel im innerklinischen Notarztdienst bestehen nur gelegentlich und können zwischen Chefärzten und Krankenhausverwaltungen geklärt werden. Die Träger des präklinischen Rettungswesens sind verschiedene, ein weiterer Ansprechpartner ist in die Diskussionen eingeschaltet. Kompetenzgerangel ist die Folge. So werden Entwicklungen, die sich aus der täglichen Arbeit ergeben, häufig erst in Organisation und Stellenplanung eingereiht, wenn sie das Gewicht von Sachzwängen erreicht haben. Daher ist eine Vertretung der Notärzte erforderlich, die ohne Konkurrenzdenken zwischen den Kliniken gegenüber den Rettungsorganisationen und den Krankenhausträgern aus ihrer Fachkompetenz heraus beratend tätig sind. Landes- und Bundesarbeitsgemeinschaften werden in diesem Sinne tätig.

Voraussetzungen für eine erfolgreiche notfallmedizinische Tätigkeit sind

- Kenntnisse
- Erfahrungen
- technische Möglichkeiten

Dieses alles muß in lebendige Teamarbeit umgesetzt werden und rund um die Uhr zur Verfügung stehen.

Mit diesem Buch soll absichtlich kein „Vielmännerwerk" vorgelegt werden, sondern überschaubares notärztliches Erfahrungswissen aus der Praxis für die Praxis. Zugrunde liegen die tatsächlichen Erfordernisse der Notfallversorgung, wie sie sich bei 10jährigem Bestehen des Notarztwagens an unserem Universitätsklinikum in Berlin mit insgesamt über 31000 Einsätzen herauskristallisierten. Aufbauend auf dem Alarmierungskatalog der Berliner Feuerwehr für Notarztwagen mit Stichworten wie

- schwere Blutung oder Verletzung
- eingeklemmte Person
- plötzliche Bewußtlosigkeit
- Atemnot
- heftiger Brustschmerz
- Vergiftung
- Drogennotfall
- Person im Wasser
- Menschenleben in Gefahr

wird ein Gesamtkonzept der Notfallmedizin vorgestellt.

Durch die Vorstellung des logistischen Hintergrundes mit Veröffentlichung vollständiger Bestückungslisten soll die Ausstattung eines Notarztwagens (NAW) den modernen Erfordernissen entsprechend organisatorisch nachvollziehbar werden, da die Ausstattung nach DIN 75080 von 1967 nicht mehr den Erfordernissen entspricht.

Schwerpunkte sind die leitsymptomorientierte Differentialdiagnostik, und die darauf abgestellte allgemeine und spezielle Therapie von Notfällen und akuten Erkrankungen einschließlich der Behandlung mit transvenöser Schrittmachersonde, Kardioversion, Thoraxdrainage, Ösophaguskompressionssonde u. v. a.

Betonung erfahren insbesondere die Durchführung der außerklinischen kardiopulmonalen Reanimation, die Thrombolyse bei Myokardinfarkt, der Umgang mit Schrittmacherpatienten, Insulinpumpenträgern und die Versorgung Polytraumatisierter. Außerdem wird das Thema HIV-Infektion und Versorgung AIDS-Kranker im Notfall besprochen und es werden Argumente für die Ausbildung von Ersthelfern in Herz-Lungen-Wiederbelebung im Anhang gegeben. Ein Faltblatt für die entsprechende Öffentlichkeitsarbeit ist diesem Buch beigefügt (3. Umschlagseite).

Von großer Bedeutung ist die Vermittlung der Kenntnisse über wichtige Medikamente und Infusionen für Notfall- und Intensivmedizin. Die vorliegende Darstellungsform wurde gewählt, um die aktuelle Situation in der notfallmedizinischen Weiter- bzw. Fortbildung zur besseren Einprägsamkeit kurz und prägnant zu erläutern.

Mein herzlicher Dank gilt den Kollegen und Mitarbeitern, die durch persönliches Engagement täglich vorleben, was ein Buch nur anregen kann: die befriedigende und segensreiche Tätigkeit zum Wohle der Bevölkerung, die Anspruch auf bestmögliche medizinische Versorgung hat.

Berlin, Frühjahr 1988   *Frank-L. Bertschat*

Inhalt

Anhang

1 Leitsymptom: Schwere Blutung

Als Folge einer Blutung ist der Volumenmangelschock, bereits für sich allein durch eine erhebliche Letalität gekennzeichnet, von großer Bedeutung. Er muß von anderen Schockformen abgegrenzt werden und erfordert schnelle und entschlossene Hilfeleistungen.

1.1 Schock

Der Schock ist ein Zustand verminderter Durchblutung lebenswichtiger Organe. Er ist durch die klinischen Zeichen ihrer Funktionsausfälle gekennzeichnet. Sie sind **bei allen Schockformen ähnlich.**

Gehirn: psychisches Fehlverhalten, Bewußtseinseintrübung bis Koma, gelegentlich generalisiertes Krampfen.

Nieren: zunächst stoppt die Urinausscheidung, es kann zu einem nicht mehr reversiblen Nierenversagen kommen.

Herz: Durch Adrenalin in Schlagfolge und -kraft maximal stimuliert.

Lunge: Schock kann eine sogenannte Schocklunge nach sich ziehen.

Darm: Blutmangel führt zum teilweisen Absterben (Schockdarm).

Diese Organstörungen können bei allen Schockformen, egal aus welcher Ursache auftreten.

Schockform	Ursache, z. B.
Volumenmangelschock	Blutung
Kardiogener Schock	Herzrhythmusstörungen
	Herzinfarkt
Neurogener Schock	Schädel-Hirn-Trauma
	hoher Querschnitt
Anaphylaktischer Schock	Bienen-, Wespenstich
	Arzneimittelunverträglichkeit
Septischer Schock	Nierenbeckenentzündung

Erkennungszeichen des Schocks sind:

Kaltschweißigkeit
  Unruhe
  Luftnot

- Blutdruck   unter 100 mm Hg systolisch
- Tachykardie über 100/min   (! bei kardiogenem und
                                              neurogenem Schock oft
                                              auch Bradykardie)

Oligurie, d.h. < 50 ml Urin/h
   Zyanose   (! kann bei Blutungs-
   oder   schock im Extremfall
   Blässe   fehlen)

Unter den Schockzeichen sind Tachykardie und Blutdruck maßgeblich zur Berechnung des **Schockindex,** einer Größe, die ein Abschätzen der Schwere des Schockes bei Volumenmangel möglich macht.

$$\frac{\text{Herzfrequenz}}{\text{Systolischer Blutdruck}},$$

$$\text{z. B. } \frac{\text{Puls } 120}{\text{Druck } 60} = 2$$

Normal sind Werte von 0,5–1,0, jeder Wert über 1,5 ist ein Alarmwert.

1.1.1 Volumenmangelschock

Einen Volumenmangelschock beobachten wir bei Blutungen und Flüssigkeitsverlusten ohne sofort sichtbare Verletzungszeichen.

Eine Blutung ist
- spritzend
- nicht spritzend
- sickernd

Der Volumenverlust ist
bei Trauma   gut erkennbar   Blutung nach außen
                                    – Schnitt-/Riß-/Quetschwunde
                                      besonders Gefäßverletzung
                                    – traumatische Amputation

             oder

             schlecht erkennbar   Blutung nach innen
                                    – Blutergüsse bei Knochenbrüchen
                                    – Gefäßverletzungen
                                    – Organruptur (Leber, Milz u.a.)
                                    – Hämatothorax

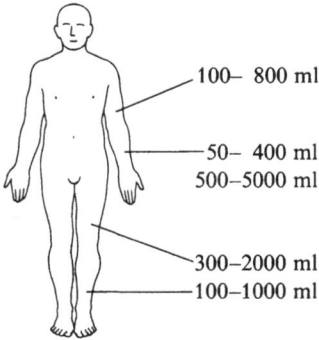

100– 800 ml

50– 400 ml
500–5000 ml

300–2000 ml
100–1000 ml

Das Blutungsmännchen nach Heberer gibt Anhaltspunkte für den Blutverlust.

Blutverlust nach außen, etwa auf die Straße ist kaum abzuschätzen.

Blutungen in Körperhöhlen sind kaum abschätzbar und erfordern bilanzierte Infusionstherapie nach Venendruck in der Klinik.

| bei innerer Ursache | gut erkennbar | Blutung nach außen
– Nasenbluten
– Hämorrhoiden, Varizen |

oder

| | schlecht erkennbar | Blutung nach innen
– Magen-Darm-Blutung
– Ösophagusvarizen
– Magengeschwür
– Zwölffingerdarmgeschwür
– in Körperhöhlen unter Antikoagulantien
– Aortenaneurysma mit Ruptur |

bei Volumenmangelschock ohne Blutung

| | meist schlecht erkennbar | – schwerstes Erbrechen oder Durchfall besonders bei Kindern
– Verbrennungen |

Der Körper versucht durch Umverteilung des Blutvolumens möglichst gegenzusteuern, d. h. die lebenswichtigen Organe noch ausreichend zu durchbluten. Das geht je nach Konstitution des Patienten bis zu 500 ml Blutverlust gut (Blutspender!) und macht darüber hinaus je nach dem Ausmaß Symptome. Da der Körper aber nicht nur Volumen, sondern auch lebenswichtige Eiweiße und rote Blutkörperchen verloren hat, kommt es zu den oben beschriebenen Endzuständen.

Je weniger rote Blutkörperchen vorhanden sind, desto weniger ist eine Zyanose (Blausucht) zu erkennen, der Patient wird immer blasser, er wirkt „ausgeblutet".

Da nun immer weniger Blut relativ gesehen immer mehr Gewebe versorgen soll, kommt es durch Sauerstoffmangel in den Blutgefäßen der sogenannten Endstrombahn zur Fehlsteuerung. Die Gefäße versuchen ihrer Aufgabe, soviel Sauerstoffträger wie möglich in dem Teil des Kreislaufes zu halten, für den sie zuständig sind, nachzukommen. Durch diese „Vasomotion" steigt der Druck in den Muskelkapillaren an und Blutplasma wird „aus Versehen" ins Gewebe gedrückt, obwohl es doch im Blutgefäß so dringend gebraucht wird.

Dieses Phänomen bedeutet das **Endstadium für alle Schockformen!**

Damit dieses Endstadium nicht erreicht wird, ist schnellstmögliche Hilfe angesagt und das hat zwei tiefere Gründe:

1. Bei einem schweren Volumenmangelpatienten sind nach 20 min fast alle peripheren Venen „weg", d. h. durch maximale Zentralisation kaum noch punktierbar.
2. Bei Erreichen des Endstadiums kämpfen wir auf der Intensivstation mehr gegen die Schockfolgen als gegen die eigentlichen Verletzungen.

Fazit: Wer früh, also vor Ort, optimal versorgt wird, hat bessere Chancen zu Überleben und liegt weniger lange in der Klinik.

Allgemeine Therapie

Sofortiges Herstellen der Schocklagerung, d.h. 15 Grad Kopftieflage. Möglichst Ergänzung durch Anheben der Beine, „Taschenmesserposition". Bei Bewußtlosigkeit Kombination Schock-/Seitenlagerung möglich.

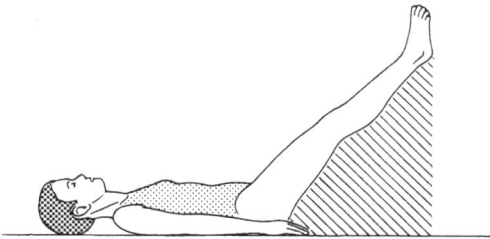

Fußende oder
Beine anheben!

Je nach Blutungsursache Druckverband, Abbindung, Abdeckung, Sengstaken-Sonde.

Infusionstherapie:
Anlegen einer oder mehrerer großlumiger Venenverweilkanülen.

Vorgehen:

Nach Stauung und Desinfektion Punktion mit Verweilkanüle, deren Schliff nach oben zeigt durch die angespannte Haut hindurch.

- Einführung etwa 1 cm in die Vene bis sich der Innenraum der Plastikkammer mit Blut füllt, dann Zurückziehen der Führungskanüle.

- Nun wird die Kunststoffkanüle vorgeschoben.

- Wenn bei Infusionsbeginn Blut im System aufsteigt, liegt die Kanüle in einer Arterie.

- Eine Infusion bei Volumenmangel muß in schneller Tropfenfolge, besser im Strahl laufen.

Bei großem Blutverlust ist ein kompletter Volumenausgleich oft nicht möglich. Präklinisch sollten im Normalfalle etwa 10–15 ml/kg KG schnell infundiert werden, in schweren Fällen 20 ml/kg KG oder auch mehr bis zur Herstellung eines meßbaren Blutdruckes.

Zum Volumenersatz gibt es zwei Philosophien:

Zum einen wird hauptsächlich in Amerika die Verwendung von Ringer-Laktat-Lösung empfohlen. Der Vorteil liegt in der geringen Nebenwirkungsrate, da diese Lösung dort auch zum Einsatz durch Rettungssanitäter allein vorgesehen ist, und dem geringen Preis. Zum anderen werden vorwiegend in Europa sogenannte Plasmaersatz-mittel verwendet, welche einen hohen osmotischen Druck besitzen und – so wie Haushaltszucker jedwede Umgebungsfeuchtigkeit an sich zieht – Flüssigkeit aus dem Gewebe außerhalb der Gefäße „borgen". Hier wird also effektiv mehr Flüssigkeit in den Gefäßen aktiv als infundiert wird. Aus dem gleichen Grund verweilen diese Plasmaexpander auch länger im Blut, sie werden später ausgeschieden.

Wir kennen als Plasmaexpander:

Dextrane	Dextran 60, 40 (Macrodex®, Rheomakrodex®)	lange lagerfähig, billig, aber allergische Reaktionen häufig. (teuren Schutzfaktor Promit® vorspritzen!), können ausfällen, stören Blutgerinnung und Blutgruppenbestimmung, daher ungeeignet zum Volumenersatz!
Gelatine	Oxypolygelatine (Gelinfundol®) Modifizierte Flüssiggelatine MFG (Plasmagel®) Harnstoff-Gelatine Polymerisat HGP (Haemaccel®)	billig, Gerinnselbildung möglich, können ausgelieren, so daß sie vor Gebrauch erwärmt werden müssen.
Hydroxyäthylstärke HÄS (Plasmasteril®)		billig, lagerfähig, stabile Lösung, keine Ausfällung, guter Volumeneffekt, kaum Gerinnungsstörungen, kaum Allergisierung, Substanz wird jedoch äußerst langsam abgebaut und ist analytisch noch monatelang nachweisbar.

Die Verwendung von Hydroxyäthylstärke ist also zu empfehlen. Leider ist die Entwicklung von künstlichen roten Blutkörperchen noch nicht weit genug, denn Sauerstoffträger werden dringend gebraucht. Dennoch ist der teilweise Blutersatz mit kolloidalen Lösungen von Vorteil, da mit Blutkonserven auch heute noch Hepatitis und mit Frischblutkonserven auch HIV-Virus übertragen werden kann. Kann man dies ausschließen, so können menschliche Eiweißlösung (Humanalbumin) oder Vollblut allerdings noch bessere Ergebnisse bringen.

1.1.1.1 Sonderfall Verbrennungen

> Die Verbrennung ist eine der gefährlichsten Ursachen des Volumenmangel-
> schockes, da der Volumenverlust und auch der Eiweißverlust durch den Ausfall
> der schützenden menschlichen Haut immens ist und für viele Tage anhält, es sei
> denn, er kann operativ durch deckende Eingriffe gestoppt werden.

Das Ausmaß der verbrannten Körperoberfläche entscheidet über die Schwere des
Schocks und der sogenannten Verbrennungskrankheit, bei der Stoffwechsel und
Elektrolythaushalt derartig verändert sind, daß der Tod unvermeidbar sein kann.

Die sogenannte **Neunerregel** hilft bei Abschätzen der Verbrennungsgröße.

Ort des Schadens	Erwachsener	Kind	Kleinkind
Kopf	9,0%	15,0%	21,0%
Stamm vorn	18,0%	16,0%	15,0%
Stamm hinten	18,0%	16,0%	15,0%
Arm rechts	9,0%	9,0%	9,5%
Arm links	9,0%	9,0%	9,5%
Bein rechts	18,0%	17,0%	14,0%
Bein links	18,0%	17,0%	14,0%
Genitale	1,0%		
Hals		1,0%	2,0%
Zusammen	100,0%	100,0%	100,0%

Der Grad der Verbrennung wird nach der Tiefe des thermischen Schadens unterschie-
den; dies erlaubt Rückschlüsse auf zu erwartende Komplikationen!

Grad I: Die Hornschicht der Haut ist betroffen, Rötung und Schwellung treten
durch Weitstellung der irritierten Hautkapillaren auf.

Grad II: Horn- und Keimschicht der Haut sind betroffen, Blasenbildung durch
Austritt eiweißreicher Flüssigkeit, Volumenmangel!

Grad III: Horn-, Keim- und Lederschicht der Haut sind betroffen, auch die Anhangs-
organe (Schweißdrüse, Nervenendigungen) und die Unterhaut werden
geschädigt.

Grad IV: Völlige Verkohlung.

Die Überlebensaussichten lassen sich ebenfalls nach einer einfachen Regel berechnen:

Prozent Verbrennung Grad III/IV + Lebensalter in Jahren
- − 50   günstige Aussichten
- 51 − 100   fragliche Aussichten
- > 100   desolate Aussichten

Merke:

In den ersten 24 Stunden werden Verbrennungen fast immer zu schwer und zu groß eingeschätzt!
Daher sind auch bei Schwerstverbrannten maximale Therapiemaßnahmen vor Ort einzuleiten.

1. Löschen!

2. Kühlen durch jedwede wäßrige Flüssigkeit bis zur Schmerzfreiheit, mindestens aber 20 min lang.

3. Brandsalben sind Unsinn!

4. Abdeckung mit sterilen Metalline (!)-Kompressen oder Tüchern, andere gehen nicht gut von der Wunde ab, das ist dann sehr schmerzhaft.

5. Infusionstherapie: Viele verschiedene Philosophien, bewährt hat sich u. a. pro 24 h:

   Ringer-Laktat-Lösung   Körpergewicht (kg) × % Verbrennung × 1,5
   Humanalbumin   Körpergewicht (kg) × % Verbrennung × 0,5
   Glucose 20%   30–40 ml/kg KG
   Elektrolyte   nach Bilanz

   In Praxi bedeutet dies:
   Bei zu erwartendem Volumenmangelschock (ab 20–25% Verbrennung der Körperoberfläche Grad III oder IV) auf dem Transport in die Klinik 1000 ml Elektrolytlösung und 500 ml Plasmaexpander, am besten Humanalbumin, infundieren.

6. Verabreichung von 1000 mg Methylprednisolon (Urbason®), nach Bedarf Schmerzmittel.

7. Jeder Verbrannte hat auch Rauchgase inhaliert.
   Therapie mit Kortikosteroiden zum Inhalieren (Auxiloson-Spray® alle 10 min 1 Hub).
   Zunächst nur Natriumthiosulfat in einer Dosierung von 50–100 mg/kg KG i.v. verwenden, da es meist gut verträglich ist. Bei Zyanvergiftung (Gasspürgerät einsetzen) bis 500 mg/kg KG Natriumthiosulfat, bei schweren Intoxikationen vorher 3–4 mg/kg KG Dimethylaminophenol (4-DMAP) i.v. spritzen.

8. Intubation und Beatmung werden in der Regel ab 25% verbrannter Körperoberfläche oder kopfnahen Verbrennungen nötig.

1.1.1.2 Nasenbluten

Im Extremfall kann sogar Nasenbluten einen hämorrhagischen Schock auslösen, im Vordergrund steht jedoch meistens die Atemnot, Lokalmaßnahmen wie Zusammendrücken der Nase oder Tamponade (s. a. 3.4.1) und Abklärung einer Grunderkrankung stehen neben der Volumentherapie im Vordergrund der Therapie.

1.1.2 Differenzierung anderer Schockformen

1.1.2.1 Kardiogener Schock

Im Unterschied zum Volumenmangelschock liegt hier eine Pumpschwäche des Herzens und kein Blutverlust vor; die Ursache und Therapie beider Schockformen sind diametral verschieden.

Herzrhythmusstörungen: Nach Ausgleich tachykarder (Medikamente wie Verapamil, Betablocker, auch Kardioversion) oder bradykarder Herzrhythmusstörungen (Medikamente wie Atropin, Orciprenalin, Adrenalin auch Schrittmacher) meist spontane Rückbildung (siehe andere Kapitel).

Pumpschwäche: Bei Pumpversagen des Herzens muß die Herzkraft gesteigert werden, etwa beim ausgedehnten Infarkt oder bei erworbenen Herzmuskelleiden und Herzklappenfehlern. Dopamin hat sich im Rettungsdienst bewährt, aber auch Dobutamin. Noradrenalin und im Extremfall Adrenalin haben sich bestens bewährt. Volumengaben sind hier in der Regel **verboten**. Des weiteren muß das Herz entlastet werden, dies geschieht durch Nitroglyzerin, harntreibende Medikamente und vor allem durch die Oberkörperhochlagerung.

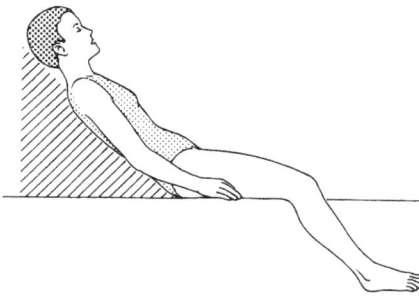

Oberkörperhochlagerung

Beine des Patienten neben Trage stellen, wenn möglich Tragestuhl verwenden.

1.1.2.2 Neurogener Schock

Durch Fehlsteuerung bei Schädel-Hirn-Trauma oder hoher Querschnittslähmung, aber auch bei Vergiftungen weiten sich die Widerstandsgefäße und durch Versacken des Blutes mündet diese Schockform in die oben beschriebene gemeinsame Schiene aller Schockformen ein! Häufig langsamer Herzschlag!

Therapeutisch werden neben Volumengaben vor allem Noradrenalin (Arterenol®) und Etilefrin (Effortil®) eingesetzt.

1.1.2.3 Anaphylaxie

Dieser Allergieschock ist im Prinzip durch jedwede Substanz bei allergischer Reaktionslage, Insektenstiche oder sogar durch histaminhaltige Nahrungsmittel (Muscheln, Thunfisch) auslösbar.

Gelegentliche Komplikationen nach **Plasmaexpandern,** z. B. Dextranen, auch nach Medikamenten.

Schweregrade der anaphylaktischen Reaktion	Therapie i. v.
I Hautreaktion	Antihistaminika, z. B. Clemastin 2 mg (Tavegil®)
II Tachykardie, RR-Abfall, Erbrechen	wie bei I und Kortikosteroide, z. B. Methylprednisolon 250–1000 mg (Urbason®) Volumengabe, z. B. HÄS 500–1000 ml (Plasmasteril®)
III **Schock,** Asthma bronchiale, Gebärmutterkontraktionen	wie bei II und Adrenalin 1:10000 1–4 ml
IV Herz-Kreislaufstillstand	wie bei III und kardio-pulmonale Reanimation

Im Stadium III sind Intubation und Beatmung notwendig, falls keine prompte Besserung eintritt, im Stadium IV immer.

1.1.2.4 Septischer Schock

Als Folge z. B. einer Nierenbeckenentzündung kommt es durch Bakteriengifte, sogenannte Toxine, von alleine oder im Rahmen der medikamentösen Behandlung zur Lähmung der Widerstandsgefäße, zum Versacken von Volumen und zunächst zur maximalen Stimulation des Herzens. Als Besonderheit in der Therapie dieser nicht alltäglichen Schockform sei Noradrenalin (Arterenol®) genannt.

1.2 Mehrfachverletzung

Bei einem Polytrauma handelt es sich um eine Mehrfachverletzung des Patienten, wobei jede einzelne dieser Verletzungen mit großer Wahrscheinlichkeit operiert werden muß.

Daraus ergibt sich gerade bei diesen Patienten eine besondere Gefährdung durch Volumenmangelschock und besondere Folgen wie
– akutes Lungenversagen
– akutes Nierenversagen
– Fettembolie
– Verbrauch der Gerinnungsfaktoren,
  z. T. mit Blutungsneigung
– Defektheilung

Merke:

● Wenige Minuten schlechter Notfallmedizin sind in vielen Monaten guter Intensivmedizin manchmal nicht aufzuholen.

● Das Polytrauma resultiert aus der Summe der Einzelverletzungen und der Überlagerung ihrer Folgen und Komplikationen.

Scharfes Trauma (Messer, Pfählung, etc.) führt zu glatter Wundfläche, stumpfes Trauma (Prellung, Quetschung, etc.) zu großer Wundfläche, d. h. auch zu schweren inneren Verletzungen.

1.2.1 Schädel-Hirn-Trauma

Grad I   Commotio!
          Gehirnerschütterung mit Übelkeit, Erbrechen und Erinnerungslücke für den Hergang des Ereignisses.

Grad II   leichte Kontusion!
          Gehirnprellung mit Zeichen wie bei Grad I,
          zusätzlich Bewußtlosigkeit.

Grad III schwere Kontusion!
          Gehirnquetschung mit Zeichen wie bei Grad II,
          zusätzlich langanhaltende Funktionsstörungen durch Einblutungen ins Gehirn.

Häufig sind auch subdurales Hämatom, epidurales Hämatom, Schädel- und Schädelbasisfraktur.

Bei Verletzungen der Halswirbelsäule und des Hirnstammes zusätzlich Gefahr des neurogenen Schockes. Häufig Ateminsuffizienz und Hirnödem.

Besonderheiten der Therapie:

– Bei isoliertem Schädel-Hirn-Trauma ist der Volumenverlust eher gering.
– Dem Hirnödem muß bei Hirndruckzeichen (seitenungleiche Pupillengröße, Lichtstarre der Pupillen, Bewußtlosigkeit, Nackensteife, Streckstellung der Extremitäten, Erlöschen wichtiger Schutzreflexe wie Husten, Würgen oder Atemstillstand) energisch begegnet werden. Es kündigt sich oft durch einen Druckpuls an.

Notfalltherapie des Schädel-Hirn-Traumas

● Oberkörperhochlagerung

● Nach Intubation Hyperventilation

● Hochdosierte Kortikosteroidgabe, z. B. Dexamethason 200 mg (Fortecortin®), Methylprednisolon 1000 mg (Urbason®)

● Möglichst Transport auf Vakuummatratze

● Bei Verdacht auf HWS-Verletzung: Halskrause anlegen (Unfallmechanismus beachten)

● Bei erheblichen Volumenmangelzeichen nach anderen Verletzungen fahnden

● Offene Verletzungen werden nur steril abgepolstert und abgedeckt

● Schnelle operative Hilfe ist dann meist erforderlich

1.2.2 Brustkorbverletzungen

Thoraxverletzungen gehen meist mit einer dramatischen klinischen Symptomatik einher, da sie zur Ateminsuffizienz, schnellen Kreislaufinstabilität oder zur Blutung nach außen führen können.

Die Rippenserienfraktur ist am Auftreten von Einklappbewegungen am Brustkorb bei stärksten Schmerzen leicht zu erkennen.

Pneumothorax
plötzlich einsetzende Luftnot
Hustenreiz, schnelle flache Atmung
abgeschwächtes Atemgeräusch
Klopfschall wie auf Holzschachtel

Spannungspneumothorax
wie bei Pneumothorax, zusätzlich
Vernichtungsgefühl
Todesangst
Kreislaufinstabilität
eventuell Luftknistern in der Haut (Emphysem)
gestaute Halsvenen
Blutdruckabfall

Hämatothorax
wie oben, jedoch
Klopfschall wie auf Oberschenkel
massive Volumenmangelzeichen

Therapeutisch wird beim Polytrauma hier in den meisten Fällen eine Intubation und Beatmung sowie die Bülaudrainage erforderlich werden.

Verletzungen des Mittelfellraumes werden in der Regel in der Notfallmedizin nicht versorgt werden können, hier zeigt sich eine sogenannte obere Einflußstauung. Herzverletzungen müssen mittels spezieller Nahttechnik in der Klinik versorgt werden.

Stumpfe Verletzungen am Thorax bezeichnet man als Quetschungen (Kontusionen); die Lungenkontusion ist eine in die Schocklunge mündende Verletzung und stellt eine absolute Beatmungsindikation dar. Die Herzkontusion muß wie ein frischer Myokardinfarkt behandelt werden und hat auch eine ähnliche Symptomatik mit Brustschmerzen, EKG-Veränderungen und Herzrhythmusstörungen.

Diese Verletzungen werden oft zu gering eingeschätzt, die Folge sind schwere Komplikationen, längere Krankenhausliegezeiten, mehr arbeitsunfähige Menschen und vor allem mehr Verstorbene.

1.2.3 Bauchverletzungen

Die Bauchverletzung kann durch scharfes (Stich, Pfählung) oder – häufiger – stumpfes Trauma entstehen. Der Blutverlust nach innen kann gigantische Ausmaße annehmen, ein Riß der großen Bauchschlagader, welcher sogar häufig spontan auftritt, läßt einen Menschen in wenigen Minuten innerlich verbluten, eine Reanimation kann keinen Erfolg haben. Ursache einer Blutung in den Bauch kann auch eine Bauchhöhlenschwangerschaft sein.

Das **Leitsymptom** der Bauchverletzung ist das „akute Abdomen"! (s. a. Kap. 6).

– Starke Bauchschmerzen,
  manchmal in Projektion des verletzten Organs.
– Abwehrspannung der Bauchmuskeln,
  oft beginnend über dem verletzten Organ.

- Schonatmung,
  der Patient atmet flach und schnell.
- Schonhaltung,
  der Patient möchte in Rundrückenposition, häufig in Seitenlage, liegen.
- Darmgeräusche können nicht gehört werden.

Besonders häufig verletzte Organe sind Leber, Milz, Darm, Nieren, Harnblase, prinzipiell kann jedoch jedes Organ rupturieren. Wenn eine Zwerchfellverletzung vorliegt, kann eine Kombinationssymptomatik wie bei Spannungspneumothorax und akutem Abdomen auch auf einen Übertritt von Bauchinhalt in den Brustkorb hindeuten. Bei Therapie des Pneumothorax durch eine Bülaudrainge können so Bauchorgane verletzt werden!

1.2.4 Gliedmaßenverletzungen

Verletzungen der Extremitäten sind im allgemeinen leicht zu erkennen. Neben Frakturen treten Schußbrüche, traumatische Amputationen mit Ausrissen ganzer Extremitäten und ausgedehnte Weichteilverletzungen mit Schwellungszuständen (Kompartmentsyndrom) auf.

Sichere Zeichen der **Fraktur** sind
- unnatürliche Lage;
- Knirschen der Bruchfragmente aufeinander
  (dies wollen wir aber aus allgemein menschlichen Erwägungen bitte in der Regel nicht prüfen).

Komplikationen sind in erster Linie Verletzungen von Gefäßen, Gelenken, Nerven und Durchspießungen nach außen mit der Gefahr der Infektion bei solchen drittgradigen Frakturen.

Maßnahmen:

- Ruhigstellung von Frakturen mit Kammerschienen oder Decken;
- bei mehreren Frakturen besser Vakuummatratze;
- bei fehlenden peripheren Pulsen oder transportunmöglicher Lage vorsichtige Streckreposition nach (!) Schockmaßnahmen;
- bei Blutungen zunächst Druckverband, bei Versagen Abbindung;
- nur sehr selten ist das Setzen von Gefäßklemmen vital indiziert (z. B. bei traumatischer Amputation).

1.2.5 Notfalltherapie bei Polytrauma

● Verfahren zunächst wie bei Volumenmangelschock (s. S. 2)

● Einleiten erster Maßnahmen in vorgefundener Position des Patienten

- Bei Bergungsproblemen zunächst als Schmerzmittel Ketaminhydrochlorid (nicht bei SHT) 1–2 mg/kg KG i. v. (Ketanest®), auch i. m.
- immer Vakuummatratze
- großzügige Intubationsindikation
- Einleiten einer i. v. Narkose mit Ketamin, Midazolam oder Thiopental (Trapanal®)
- fakultativ zentraler Zugang durch den Geübten
- nach Sicherung der Vitalfunktionen
  Vorgehen wie bei den einzelnen Verletzungsmustern beschrieben
- Amputate steril asservieren und kühl halten.

1.3 Die Notfalluntersuchung

Aus dem bisher Gesagten ergeben sich Konsequenzen, die nur nach schneller, aber sorgfältiger Untersuchung des Patienten verantwortungsvoll abzuwägen sind. Jeder sollte einen für ihn gewohnten Untersuchungsgang routinemäßig „wie im Schlaf" abspulen können, nur so kann man nichts vergessen.

Als ein mögliches und individuell zu variierendes Beispiel sei folgendes Vorgehen vorgeschlagen:

Vitalfunktionen	– **A**tmung	Schmerzen, wo?
	– **B**ewußtsein	Druckschmerz, wo?
	– **C**reislauf	Schock?

Verletzungen
- Kopf
  - Blut?
  - Liquoraustritt?
  - Pupillengröße und -reaktion?
- Brustkorb
  - abnorme Bewegung?
  - Druckschmerz?
  - Luftknistern der Haut?
  - Atemgeräusch?
- Bauch
  - Blutung?
  - Abwehrspannung?
  - Druckschmerz?

● Arme, Beine, Wirbelsäule
  – abnorme Stellung?
  – Durchspießung?
  – Schwellung?
  – Beweglichkeit (Querschnitt?)?
  – Gefühl?

Dieses Vorgehen, einmal trainiert, verhindert in der Regel, Wesentliches zu übersehen.

1.4 Der Motorradunfall

Eine häufig tragisch endende Unfallform ist mit Zweirädern in Zusammenhang zu bringen. Knapp 40% aller Verunfallten tragen bleibende Schäden davon, ein Fünftel davon müssen berufliche Konsequenzen in Kauf nehmen. Besonders häufig sind Extremitäten- und Schädel-Hirn-Verletzungen.

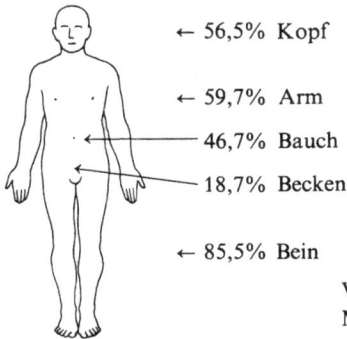

← 56,5% Kopf

← 59,7% Arm

46,7% Bauch

18,7% Becken

← 85,5% Bein

Verletzungshäufigkeit in Prozent bei Motorradfahrern (Quelle TH Berlin)

Neben weiterer Verbesserung der aktiven und passiven Sicherheit zur Prophylaxe solch schlimmer Verletzungen steht im Rettungswesen immer wieder die Frage im Raum

„Helm ab oder nicht?"

Die Antwort lautet ganz klar ja, wenn nötig und dann auch richtig! Zur gezielten Entfernung des Helmes darf nicht chaotisch am Patienten herumprobiert werden, da die Gefahr der Verschlimmerung von SHT- und Halswirbelsäulenverletzungen bis zur Auslösung einer hohen Querschnittslähmung besteht.

Man muß also wissen, was man tut!

Helm ab bei
– bewußtlosem Patienten
– wachem Patienten, wenn – Erbrechen
                          – Atemnot
                          – starke Kopf/Hals-Blutung
                          – Patient dies wünscht

Wenn Gelegenheit zur differenzierten Untersuchung ist, sollte darüber hinaus bei wachen Patienten und erhaltenen Schutzreflexen bei HWS-Schmerzen, Teillähmungen und sensiblen Ausfällen der Integralhelm solange wie möglich belassen werden.

Helfermethode

1. Unterkiefer des Patienten in stabiler Seitenlage oder Rückenlage von oben umfassen (1. Helfer), sanft nach oben ziehen.
2. Verschluß lösen (2. Helfer).
3. Helferwechsel, der 2. Helfer übernimmt HWS-Extension und unterstützt von der Seite den Hinterkopf des Patienten.
4. Auseinanderziehen der Helmseiten und Abziehen (1. Helfer).
5. Helferwechsel, der 1. Helfer übernimmt den Zug am Kopf wieder von oben.
6. Halskrause und Vakuummatratze anlegen.

Wenn man die „Helm ab"-Problematik kennt und die Vielzahl von Helmverschlüssen sieht, könnte man zornig werden. Bis zur hoffentlich baldigen Vereinheitlichung sollte man die wichtigsten Typen kennen.

1. Drucktastenschloß:
   Ideal Uno, Hein Gericke FG 1, Tevog PS 2, P2SL Super, Uvex Turbo MW, San Remo, Schuberth Supervisor, SMK, Römer RT, CP 3, CP 2, CPI, RRS, RF, LEM Quattro PC, Shoi Z 100, S 28.
2. BMW-System (Doppel-Drucktaste):
   BMW (alle).
3. Doppel-Ring-Verschluß:
   JEB Commander GS PL 2, Ideal Uno, Essepi, Hein Gericke SL, GT, MDS M 81, Supersonic, GPA Enduro, G1, Boeri Driver, Trim Superprotect, AGV KR 2000, Nolan N 31, 32, 40, Nava I, II, III, GT, Kiwi, K7, K10.
4. Steckschloß in Helmschale:
   Uvex Boss.
5. Ghibli Zugverschluß:
   Uvex Zolder.
6. In der Mitte teilbares Kinnteil:
   Uvex Daytona.
7. Klappbare Halskrause:
   GPA SJ.

[Nach Offermann: Der Rettungssanitäter **7** (1984) 11]

1.5 Die Notfallgeburt

Eine Blutung im Rahmen der Schwangerschaft, der Geburt oder einer gynäkologischen Erkrankung tritt im Rettungsdienst nur dann in den Vordergrund, wenn ein Volumenmangel klinisch bedeutsam wird. Darüber hinaus ist die Therapie in der Klinik durchzuführen. Gelegentlich kommt es jedoch im Rahmen der Fehlgeburt, der

Frühgeburt oder der schnellen Spontangeburt zu Situationen, die das Eingreifen erforderlich machen.

Diese Situation wird **bevorstehende Geburt** genannt.

- Nach Abgang von Fruchtwasser treten regelmäßige Wehen alle 5–10 min auf (Eröffnungsperiode).
- Rascher Transport in die Klinik unter Unterkörperhochlagerung mit überkreuzten Beinen ist jetzt noch sinnvoll.
- Geburtshilfebesteck bereithalten!

Bei Nabelschnurvorfall bereits jetzt Tokolytika einsetzen, z.B. Fenoterol Aerosol 0,2–0,8 mg (Berotec® 2–4 Hub), eventuell Fenoterol Tropf:

> 250 ml Lävulose 5%
> + 1 mg Partusisten®
> 1 ml = 4 µg

Dosierung 7–45 ml/h

Wenn der Kopf in der Scheide zu sehen ist, kann und darf die Geburt nicht mehr aufgehalten werden. Wir befinden uns jetzt in der **Austreibungsperiode**.

- Zugang legen.
- Geburtsbesteck öffnen.
- Sterile Unterlage.
- Beine der Kreißenden auseinander, Kopf auf die Brust und mit jeder Wehe pressen, dazwischen hecheln lassen.
- Von der Seite herantreten und mit sterilen Handschuhen Dammschutz bis zu dem mit der zweiten Hand langsam regulierten Durchtritt des Kopfes.
- Episiotomie (nur Notarzt oder Hebamme).
- Danach umgreifen und den Kopf mit flachen Händen umfassen.
- Nun dem Geburtsverlauf folgen und durch Absenken des Kopfes die vordere Schulter entwickeln lassen.
- Dann Kopf anheben, die hintere Schulter entwickelt sich.
- Das Kind gleitet nun heraus (Becken langsam kommen lassen).
- Absaugen des Kindes durch Mund und Nase.
- Nach 45 sec handbreit vom Kind entfernt zwei sterile Klemmen an die Nabelschnur setzen und zwischen den Klemmen durchtrennen.
- Aus Nabelschnur 2 Röhrchen Blut abnehmen.
- Falls erforderlich Neugeborenenreanimation (s. 1.5.1).
- Kind in Aluminiumfolie wickeln und auf den Bauch der Mutter oder an die Brust legen (vor Auskühlung schützen!)
- Oxytocin 3 IE i.v. (Mutter)
- Geschlecht feststellen, Zeit und Reihenfolge notieren (Mehrlingsgeburt), der Mutter gratulieren.
- Infusion (z.B. Glucose 10%, 500 ml).

- Plazenta löst sich nach etwa 20 min, keine Manipulationen.
- Nach Abgang der vollständigen (!) Plazenta, Methylergometrin 0,2 mg i.m. (Methergin®).
- Mutter, Kind und Plazenta in die Klinik bringen, eventuelle Nahtversorgung eines Dammschnittes oder -risses nur dort.

1.5.1 Die Neugeborenenreanimation

- Absaugen.
- Beatmung mit Beutel (20 ml 50mal in der Minute).
- Herzdruckmassage 100/min, auch bei Bradykardie.
- Intubation mit Laryngoskop nach Forregger Größe 0, Tubus 3,0 ohne Blockung.
- Nabelvenenkatheter legen oder Kopfvene punktieren.
  Merke: Die Nabelschnur hat zwei Arterien, aber nur eine Vene!
- Adrenalin (1:10000) 1 ml (Einzeldosis), evtl. wiederholen.
- Nabic 8,4% mit der selben Menge Glucose 10% verdünnen, 14 ml i.v. = 2 mval/kg bei 3500 g KG.
- Auskühlung vermeiden, starke Strahler aufstellen (Spotlights).
- Bei Flimmern/Flattern Defibrillation max. 2–4 Joule/kg KG oder minimal einstellbare Stufe.
- Flüssigkeitsbedarf nur 3–5 ml/h, cave Überinfusion!

1.6 Gastrointestinale Blutung

Das Erbrechen von Blut ist ein Alarmzeichen, das auf eine Blutung aus dem oberen Magen-Darm-Trakt hinweist.
- Speiseröhre
- Magen
- Duodenum

sind die Hauptblutungsquellen. Konnte sich das Blut längere Zeit mit HCl-haltigem Milieu des Magensaftes auseinandersetzen, so ist das Blut schwarz (hämatinisiert). Das Absetzen von schwarzem Stuhl (Teerstuhl) bedeutet meist die Lokalisation einer Blutung oberhalb des Zökums. Aber auch Kolontumore können sich durch Teerstuhl bemerkbar machen.

> Faustregel für sichtbare Hämatinbildung:
> Mindestens 50 ml Blut, meist aber weit mehr, haben etwa 8 Stunden Kontakt mit HCl gehabt. Zeichen des akuten Volumenmangels sind meist nicht zu sehen.

> Faustregel für Bluterbrechen oder Blutstühle:
> Alle Blutungsquellen können unabhängig vom Ausmaß rot verfärbten Stuhl oder blutiges Erbrechen verursachen. Hinweise auf die Blutungsquelle geben sie praktisch nicht!

1.6.1. Obere gastrointestinale Blutung

Ursachen sind meist Magen/Duodenalulzera, Schleimhauteinrisse (Mallory-Weiss) und vor allem die Ösophagusvarizenblutung.

Dabei liegt die Blutungsquelle in krampfaderartig veränderten Venen in der Speiseröhre, die unter hohem Druck stehen. Ursache ist meist eine Leberzirrhose, alkoholbedingt oder nach Hepatitis.

Die Abklärung der oberen gastrointestinalen Blutung erfolgt mit Hilfe der Endoskopie (akut), der Röntgenuntersuchung (subakut) und der Angiographie/Szintigraphie (bleibt Fällen nicht zu klärender Blutungsursache bei mehreren ml Blutfluß pro Minute vorbehalten). Da die Koinzidenz vom Ulcus pepticum und Ösophagusvarizen hoch ist, muß immer nach beiden gefahndet werden. Die Durchführung einer Endoskopie ist an Klarspülen des Magens gebunden, daher sollte bei oberer gastrointestinaler Blutung folgendermaßen vorgegangen werden:
- Volumensubstitution nach Blutdruck, Herzfrequenz und zentralem Venendruck
- Analgosedierung soweit erforderlich
- Gabe eines H_2-Blockers, z. B. Ranitidin 50 mg i. v.
- Einlage einer Magensonde, bei Hinweisen auf Ösophagusvarizen besser einer Sengstaken- oder Lintonsonde (s. 1.6.1.1)
- Magenspülung mit Eiswasser bis die Blutung steht, falls nicht, Blockung der Ösophagussonde
- Fahndung nach Gerinnungsstörungen: Quick? PTT? Thrombozyten?
- eventuell Gerinnungspräparate, Vit. K, Erythrozytentransfusion
- an mögliche Verbrauchskoagulopathie denken!
- baldmöglich Endoskopie
- bei hohem Volumenbedarf an operative Intervention denken
? Sekretininfusion 0,2–0,5 IE/kg KG
? Somatostatin 250 Mikrogramm/h
- bei Ösophagusvarizenblutung
  - Sengstaken- oder Linton-Nachlas-Sonde
  - **Sklerosierung**
    Leberkomaprophylaxe
  - Neomycin 6×2 Gramm
  - Lactulose 6×20 ml alternierend
? Vasopressin 0,1–0,8 IE/min
? Glycylpressin – 6 mg/24 h

1.6.1.1 Ösophaguskompressionssonden

Zur Kompression von Ösophagusvarizen und somit der einzigen Möglichkeit der Blutungsstillung außer der Akutsklerosierung kommt auch präklinisch, d. h. bereits im Notarztwagen das Legen einer Ösophaguskompressionssonde in Frage.

Dazu werden zwei verschiedene Modelle eingesetzt, die **Sengstaken-Blakemore-Sonde** und die **Linton-Nachlas-Sonde.** Beide Sonden ermöglichen eine Kompression der Speiseröhrenwand, die birnenförmige Gestalt des Ballons an der Linton-Sonde macht diese für Fundusvarizen (am Mageneingang) geeigneter.

- Funktionsprüfung der gewaschenen und kaltsterilisierten Sonde durch Aufblocker und Prüfung der Durchgängigkeit!
- Gabe von 0,5 mg Atropin i. v.
- Einstreichen der Sonde mit anästhesierendem Gleitmittel und Anlegen der Ballons an die Sonde.
- Vorschieben entlang Nasenboden, Patient soll mitschlucken. Achtung! Die Richtung des Nasenloches ist nicht gleich der Nasenlängsachse!
- Nun erfolgt die Prüfung, ob der Magen erreicht ist, mit Einblasen von Luft unter Auskultation.
- **Distalen** Ballon mit 400–500 ml Luft füllen **(Druck 40–60 mm Hg)** und Sonde bis zum leichten Widerstand zurückziehen.
- Bei Fundusvarizen Zug mit 250–500 Gramm auf die Sonde ausüben (Plastikinfusionsflasche anbringen).
- Bei reinen Ösophagusvarizen ist das Ausüben des Zuges zu unterlassen.
- **Proximalen** Ballon bis **40 mm Hg** mit Luft aufblasen.
- Bei der Linton-Sonde gibt es nur einen Ballon, nach dessen Blockung die Sonde mit Zug zu belasten ist.
- Nach Legen der Sonden ist eine Röntgenkontrolle baldmöglich durchzuführen
- Das zentrale Lumen beider Sonden macht nun ein Klarspülen des Magens möglich.

1.6.2 Untere gastrointestinale Blutung

Eine untere gastrointestinale Blutung führt nur selten zu lebensbedrohlichen Schockzuständen. Da die Lokalisation einer Blutung auch intraoperativ sehr schwer sein kann, sollten nach Ausschöpfung endoskopischer und radiologischer Techniken auch angiographische oder – seltener – szintigraphische Methoden angewendet werden.

1.7 Verletzungen bei Großschadensereignis

Die Katastrophe ist ein Ereignis, das Leben und Gesundheit zahlreicher Menschen gefährdet, und zu dessen Beseitigung außergewöhnliche Maßnahmen erforderlich sind.

Grundprinzip ist das Überleben möglichst vieler Katastrophenopfer. So schnell wie möglich sollen Bergung, vitale Stabilisierung und Lagerung durchgeführt werden. Die Feuerwehren verfügen über entsprechende Einsatzpläne für Bergungstrupps, Sanitätsdienste und Notärzte.

Nach der Bergung werden die Verletzten in eine Verletztensammelstelle gebracht, welche am Rande des Katastrophengebietes eingerichtet wird. Hier wird durch den leitenden Notarzt eine Sichtung der Behandlungsdringlichkeiten durchgeführt.

Dringlichkeit	Transportpriorität
I Lebensrettende Sofortmaßnahmen Pneumo-Hämatothorax manifester Volumenmangelschock vital bedrohte Verbrannte	Transportpriorität I nach Akutversorgung vor Ort, auf keinen Fall vorher
II Verletzungen innerhalb 6 h operativ zu versorgen: Bauch- und Harnblasenverletzungen Gliedmaßenzertrümmerung offene Gelenkverletzungen Rückenmarkskompression mit Lähmungen	Transportpriorität I Akutversorgung vor Ort notwendig
Verletzungen innerhalb 6–24 h operativ zu versorgen: Frakturen, Auskugelungen, Amputationen, schwere Weichteilverletzungen, Verbrennung II 20–40% Verbrennung III 10–39%	Transportpriorität II Akutversorgung vor Ort notwendig
III Leichtverletzte	Spättransport, ambulante Behandlung möglich
IV Hoffnungslos Verletzte (Beurteilung nach Versorgungslage, das kann sich ändern)	Versorgung vor Ort notwendig

Nach der Sichtung wird durch den beauftragten Rettungssanitäter neben der Versorgung eine Verletztenkarte erstellt, die dieser von nun an mit sich trägt. Sie enthält Angaben über Identifikation, Diagnosen, Vitalfunktionen, verabreichte Medikamente und Dringlichkeitskategorie. Die spezifische Therapie soll sich nicht von der Einzelversorgung unterscheiden. Sie muß durch Zusatzmaterial aus sogenannten Katastrophenkisten jederzeit am Katastrophenort einsetzbar gemacht werden. Die Verteilung der Patienten auf die verschiedenen Krankenhäuser muß gleichmäßig und unter Berücksichtigung der dortigen Möglichkeiten erfolgen.

Merke:

Ins Krankenhaus werden nur unsere **Patienten** getragen.
Die Katastrophe soll draußen bleiben!

Ein Sonderfall der Katastrophe, an der Traumatisierte in größerer Zahl beteiligt sein können, ist der Strahlenunfall.

1.7.1 Verletzung durch Strahlen

Dosis – Gray	0,5–2 Gy	2–6 Gy	> 6 Gy
Frühsymptome	0	Erbrechen Schwäche für 12–24 h	dazu Diarrhoe Blutdruckabfall bis zu 2 Tage
Hautrötung	0	leicht	deutlich
Latenz	> 3 Wo	10–20 d	< 2 d
Lymphozyten Minimum/mm³	1 200	300–1 200	< 300
Granulozyten	40–50%	20%	< 10%
Retikulozyten	const.	?	Sturz
Knochenmark	Zellteilungsanomalien		Nekrose
Symptome	gering	nach 2–3 Wo. Haarausfall, Fieber, Blutungen	dazu Durchfälle Koliken
Therapie	symptomatische Maßnahmen, evtl. Knochenmarktransplantation ⟶		
Behandlung erforderlich	selten	oft	immer
Aussichten	erfolgversprechend		oft erfolglos

Das Ausmaß einer derartigen Bedrohung wird zu gering eingeschätzt und ist somit in keinem Land der Welt beherrschbar. Dort, wo Hilfe von außen kommen kann, muß die medizinische Betreuung aufgrund des ärztlich-ethischen Selbstverständnisses selbstverständlich ungeachtet der Katastrophenursache einsetzen. Diese Möglichkeit ist jedoch auch bei uns organisatorisch kaum institutionalisiert und ist in ihrer Effizienz gegenüber dem bereits eingetretenen Schaden, wie der Tabelle zu entnehmen ist, minimal. Dort, wo Hilfe nicht hinzukommen kann, wie etwa im Kriegsfall, dürften Ärzte und Rettungssanitäter im selben Maße wie die Bevölkerung dezimiert sein, so daß mit suffizienter Hilfe dann auch nicht mehr ansatzweise zu rechnen ist. Daß aber das Vorbereitetsein auf Großschadensereignisse seine Berechtigung hätte, sahen wir z. B. bei der Explosion der Diskothek „La belle" in Berlin, oder ist es nicht auch in manchen Orten schon eine Katastrophe, wenn ein Schulbus umfällt?

Die Aussichten bei Unfällen mit Radioaktivität könnten beispielsweise durch die Möglichkeit der autologen Knochenmarkinfusion gebessert werden, die Entnahme und Lagerung von Knochenmark bei Gefährdeten ist jedoch nicht üblich.

2 Leitsymptom: Plötzliche Bewußtlosigkeit

Das Stichwort „Plötzliche Bewußtlosigkeit" läßt wie kaum ein anderes die akute Gefahr für das Leben eines Menschen erwarten. Das Leitsymptom Bewußtlosigkeit ist für den Laien (Meldenden) in der Regel sicher zu erkennen. Die Abklärung der Ursachen ist hingegen oft schwierig und auch unter klinischen Bedingungen nicht immer möglich. Daher ist die Therapie der plötzlichen Bewußtlosigkeit häufig Behandlung eines Leitsymptoms und geht in der Kürze der Zeit, die zur Vitalstabilisierung bleibt, Hand in Hand mit der Akutdiagnostik.

2.1 Stadien der Bewußtseinstrübung

Bei der Einschätzung eines Bewußtlosen hängt das Ausmaß der möglichen Bedrohung für Leib und Leben vom Grad der Bewußtseinseinschränkung ab.

Wach ist ein Patient, der von sich aus gerichtete Aufmerksamkeit zeigt.

Somnolent (schläfrig) ist ein Patient, der durch lauten Anruf erweckbar ist.

Soporös (eingetrübt) ist ein Patient, der durch einen Schmerzreiz erweckbar ist.

Komatös (tief bewußtlos) ist ein Patient, der durch einen Schmerzreiz nicht mehr erweckbar ist.

– Grad 1   Schmerzreize werden noch gezielt abgewehrt.
– Grad 2   Schmerzreize werden nur noch ungezielt abgewehrt.
– Grad 3   Keine Schmerzreaktion mehr, kaum noch Atmung und Reflexe.
– Grad 4   Vegetativreflexe erhalten wie Grad 3, jedoch schwere Kreislaufstörungen, oft Atemstillstand, Hypothermie
            Vegetativreflexe erloschen.

– Tod

Der somnolente, soporöse oder komatöse Patient ist zu spontanen Aktionen nicht in der Lage.

Der komatöse Patient ist bei Einschränkung seiner Schutzreflexe wie
– Hustenreflex
– Würgereflex
– Schluckreflex besonders durch drohende Aspiration
  (Erstickung, auch am eigenen Erbrochenen) bedroht.

Die Unfähigkeit, Schmerzen wahrzunehmen, führt zu schweren Verletzungen, z. B. zu Verbrennungen an heißen Oberflächen oder zu Druckulzerationen (-Geschwüren), die aufbrechen und sekundär infizieren können. Bei Druck auf schlecht durchblutetes Gewebe (Schlafmittelintoxikation) kann es so zum Absterben ganzer Muskelareale kommen (Rhabdomyolyse); sekundär kann durch Abbauprodukte des Muskelstoffwechsels (Myoglobin) im Extremfall ein Nierenversagen entstehen, mit Versiegen der Urinproduktion und der Notwendigkeit einer Hämodialyse über mehrere Wochen.

Geht man auf einen offensichtlich bewußtseinseingeschränkten Patienten zu, kann bereits auf kurze Entfernung ein lauter Anruf erfolgen (wir fragen uns: Somnolenz?). Reagiert er nicht, wird er am Arm gefaßt und dieser leicht bewegt.

Die Prüfung des Schmerzreizes (wir fragen uns: Koma?) ist bei bewußtseinseingetrübten Patienten wesentliches Element der Notfalluntersuchung (s. a. 1.3) und geschieht durch vorsichtiges Reiben mit den Fingerknöcheln einer Hand am Brustbein des Patienten (die Knochenhaut ist sehr schmerzempfindlich). Drehen der Brustwarzen oder Kneifen in die Nasenscheidewand könnten durch umstehende Angehörige oder Zeugen mißverstanden werden. Sie entsprechen ebenso wie das Erteilen einer Ohrfeige nicht einem professionellen Stand der Notfallmedizin.

Übrigens beschreibt der Begriff Koma nur die Bewußtseinslage und ist nicht mit einer Krankheitsdiagnose gleichzusetzen.

Wichtige Elemente der Notfallanamnese sind Fragen nach
• Erbrechen
• Krämpfen
• Medikamenteneinnahme
• zeitlichem Ablauf des Notfalles

2.2 Ursachen und Notfalltherapie

Die Ursachen der Bewußtlosigkeit sind vielfältig, das Denken in prinzipiellen „Ursachenkomplexen" hat sich bewährt.

Solche Ursachenkomplexe bei Bewußtlosigkeit sind:

zerebral traumatisch	Ursache liegt am Gehirn, äußere Verletzungsspuren können, müssen aber nicht sichtbar sein
zerebral nicht traumatisch	Ursache liegt im Gehirn, äußere Verletzungsspuren sich nicht sichtbar
exogen	durch von außen zugeführte Substanzen bedingt (Gift)
endogen	durch von innen kommende Substanzen bedingt (z. B. durch Hormone) (z. B. Koma diabeticum)
kardiovaskulär	durch Herz-Kreislauf-Erkrankungen bedingt

Die **unspezifische Notfalltherapie** wird wie folgt durchgeführt:
1. Vitalfunktionen stabilisieren: ABC-Regel
2. Lagerung: stabile Seitenlage oder
   Schocklagerung mit Esmarchschem Handgriff (s. a. 3.3.1);
   bei Hirndruck: Oberkörperhochlagerung
3. Sauerstoff 4 l/min

2.2.1 Zerebral traumatische Ursachen
(s. a. 1.2.1)

Zerebrale Ereignisse sind vielfältiger Natur. Oft sind im Vordergrund der Überlegungen zunächst nur sekundäre und somit sehr ähnliche Symptommuster zu erkennen. Die Druckerhöhung im Gehirn führt schließlich ohne rechtzeitige Operation zum Tode.

Zerebral traumatische Ereignisse müssen nicht unter dem Bild der äußerlich sichtbaren Blutung auftreten, das Stichwort Bewußtlosigkeit kann zutreffender sein und steht bei den folgenden Krankheitsbildern in diesem Kapitel im Vordergrund.

2.2.1.1 Intrakranielle Hämatome

An dieser Stelle soll darauf aufmerksam gemacht werden, daß auch zerebral traumatische Ereignisse verkannt werden können. Das Auftreten von einer zunehmenden Bewußtlosigkeit kann Zeichen eines Traumas sein. Auch ohne Prellmarke am Kopf kann eine Schädelfraktur vorliegen, der Patient kann sich nicht daran erinnern (Amnesie), und ein zunehmender Hirndruck bringt ihn zu Tode. Nach Zerreißung einer Arterie oder seltener einer großen Hirnvene (Sinus) kommt es bei typischem Ablauf des epiduralen Hämatoms Minuten nach einem Unfall (freies Intervall) zu Bewußtseinseintrübung, neurologischen Halbseitenstörungen wie Gesichtsfeldstörungen, motorischen oder sensorischen Sprachstörungen oder sogar Halbseitenlähmungen. Lähmungen des Nerven, die die Pupillenmotorik wesentlich beeinflußt (N. oculomotorius), führt zum Bild der weiten und lichtstarren Pupille auf der Seite der Blutung. Der Patient stirbt ohne entlastende Operation im Schläfenbereich meist (ca. 80%) unter dem Bilde einer Hirnstammeinklemmung unter Streckkrämpfen (Druckpuls).

Entscheidend ist bei allen intrakraniellen Blutungen der schnelle Transport in die Klinik, hier muß die Notfallversorgung oft im fahrenden Notarztwagen durchgeführt werden, es verbleiben nur wenige Minuten Zeit, die mit hohem Hirndruck überlebt werden können.

Beim subduralen Hämatom liegt in aller Regel ein höhergradiges Schädel-Hirn-Trauma zugrunde. Daher ist im typischen Fall kein freies Intervall zu beobachten, da die Bewußtlosigkeit durch die vorherige Hirnverletzung bedingt ist (von außen evtl. nicht sichtbar). Die Blutungsquelle ist in der Regel kaum auszumachen, zumeist sind kleine Hirnrindengefäße verantwortlich.

Da die Hirnhäute nur sehr schlecht blutende Stellen überdecken und organisieren können, kann ein sogenanntes chronisch-subdurales Hämatom noch nach vielen Jahren bis Jahrzehnten im Anschluß an ein vielleicht gar nicht mehr erinnerliches Bagatelltrauma auftreten; hier ist dann eine Beziehung auf die Verletzung oft gar nicht mehr möglich (oft über Jahre Kopfschmerzen und Schwindel).

	Hämatom epidural	Hämatom subdural	Hämatom chronisch subdural
Ursprung	Trauma	Trauma	oft nicht erinnerlich
Gefäß	meist Arterie	meist Venen kleinerer Art	
Latenz	Minuten	kaum	bis Jahrzehnte
Symptome	dramatische neurologische Ausfälle	oft nicht sofort erkennbar	

Therapie so schnell wie möglich operativ bei allen Formen. Bei den akuten Formen meist Intubation
(Aspirationsprophylaxe!)
Hyperventilation
kein PEEP
Oberkörperhochlagerung
Kortikosteroide
Notfall-CT
evtl. Mannit zur osmotischen Diurese
(Osmofundin®)
1. Tag 6 × 150 ml
2. Tag 4 × 150 ml
3. Tag 3 × 150 ml
Osmolalität im Serum darf nicht
über 300 mosmol/l ansteigen

2.2.2 Zerebral nicht traumatische Ursachen

Hierunter sind alle Ursachen der Bewußtlosigkeit zu verstehen, bei denen eine auf den Kopf einwirkende Gewalt ausgeschlossen ist. Die Symptome des akuten Hirndruckes können bei Blutungen aus innerer Ursache genauso entstehen.

2.2.2.1 Blutung

Bei der intrakraniellen Massenblutung kann die klinische Symptomatik sehr ähnlich sein, die Patienten sind meist bewußtlos (roter Schlaganfall). Demgegenüber zeigt sich die zerebrale Ischämie, d. h. eine Durchblutungsstörung des Gehirns, meist im Bereich der mittleren hirnversorgenden Arterien. Sie äußert sich in einer akut einsetzenden Halbseitensymptomatik mit oder ohne Sprachstörungen (rechtsseitige Halbseitenlähmung bei linkshirnigem Apoplex, linksseitige Lähmung bei Schlaganfall auf der rechten Hirnseite).

Nach Häufigkeiten lassen sich die Ursachen von spontanen Blutungen im Gehirn verschiedenen Altersgruppen zuordnen:

Kinder und Jugendliche	Blutungen aus Gefäßanomalien – Angiome, – Aneurysmen
junge Erwachsene	Blutungen aus Aneurysmen oft in den Subarachnoidalraum
ältere Menschen	Massenblutungen aus verkalkten Gefäßen (roter Apoplex)

2.2.2.2 Krampfanfall

Bei Krampfanfällen kommt es nach Ablauf eines mehr oder weniger uniformen Krampfbildes zum Einschlafen, dem sogenannten postiktalen (nach dem Anfall) Dämmerzustand. Der Krampf selbst wird durch einen Erregungssturm im Gehirn ausgelöst und überträgt sich dann genau wie eine „normale" gewollte Bewegung auf die Muskeln der Arme, Beine und des Körperstammes. In diesem Zustand kann der Patient willkürlich keine Bewegungen durchführen.

1. **Aura** Tage – Stunden:
   Vorankündigungen eines Anfalles werden von vielen Patienten verspürt mit Schlaflosigkeit, Übelkeit, Reizbarkeit, auch Fahrstuhlgefühl oder Schweißausbrüche.

2. **Tonische Phase** etwa 30 sec:
   Der Patient stürzt nach einem Initialschrei auf die Erde (Verletzungsgefahr), die Pupillen sind weit und lichtstarr, Schweißausbruch, Tachykardie und Atemstillstand treten hinzu. Die Muskulatur ist gespannt.

3. **Klonische Phase** etwa 30 sec bis 2 min:
   Rhythmische Zuckungen der Muskulatur, dann völlige Erschlaffung und Bewußtseinstrübung über 30 min bis Stunde.

Die Unterscheidung eines solchen generalisierten Krampfanfalles von einem Krampf durch Hypoxie (Sauerstoffmangel) bei Herzstillstand ist schwierig und nur durch das Tasten des Pulses zu erbringen!

Im Anfall muß durch vorsichtiges Halten des Kopfes ein Schädel-Hirn-Trauma verhindert werden, gefährliche Möbelstücke sind zu beseitigen. Meist geschieht ein Zungenbiß, welcher durch einen Beißkeil verhütet werden könnte. Er müßte aber noch kurz vor dem Anfall eingeführt werden, niemals mit Gewalt. Meist kommt der Anfall zum Stillstand, ein immer wiederkehrendes generalisiertes Krampfen in Abständen von weniger als einer Stunde ohne Wiedererlangen des Bewußtseins bezeichnet man als Krampfstatus, ein lebensbedrohliches Krankheitsbild.

Die Todesursache kann zum einen ein Hirnödem sein, aber auch primärer Atemstillstand, Körperüberwärmung (Hyperthermie) und Aspiration können zum Tode des Patienten führen.

Bei Vorliegen eines **Krampfstatus** müssen die Ursachen diagnostiziert und beseitigt werden:
- Vergiftungen
- Tumoren
- Entzug
- Eklampsie – Irritation des Organismus bei Schwangerschaft oder nach Entbindung mit Ödemen, Bluthochdruck und Nierenschäden bei der Mutter

Ein **Krampfanfall** kommt in den meisten Fällen von alleine zum Stehen.

Der **Krampfstatus** benötigt sofortige Therapie:
- 10–20 mg Diazepam i. v.
- oder 200–400 mg Phenobarbital i. v.

Entzugskrämpfe werden auch mit Clonidin oder Clomethiazol behandelt.

Jeder erste Krampfanfall sollte klinisch auf seine Ursache hin untersucht werden. Kann auch unter Zuhilfenahme einer Phenytoininfusion kein Sistieren des Status beobachtet werden, so muß der Patient gelegentlich in Narkose relaxiert und beatmet werden, nur so läßt sich gegebenenfalls die Überwärmung verhüten. Engmaschige neurologische Kontrollen sollen die Entstehung eines Hirnödems erkennen und verhüten helfen. Oberkörperhochlagerung!

Auch bei Kindern gibt es bevorzugt in bestimmten Altersgruppen auftretende Krämpfe. Sehr häufig sind Krämpfe bei Fieber, die in den meisten Fällen durch die Gabe von Diazepam-Rektiolen zur Senkung der Krampfschwelle, die Applikation eines Paracetamol-Suppositoriums und physikalische Kühlung durch Wadenwickel oder Bauchwickel mit kaltem Wasser beherrschbar sind. Auch hier ist bei Erstmanifestation eine klinische Abklärung notwendig.

Andere Arten von Krampfanfällen, sogenannte kleine Anfälle, etwa die eines Armes oder Beines oder nur mit Konzentrationsschwächen einhergehend, sind in der Notfallmedizin bedeutungslos, da eine vitale Bedrohung kaum zu befürchten ist.

Übrigens sollte ein Patient erst Sauerstoff erhalten, wenn der eigentliche Krampfanfall vorüber ist, da der Sauerstoffmangel im Gehirn krampflimitierend wirkt!

2.2.2.3 Weitere Ursachen

Weitere Ursachen sind Hirntumoren (gutartig verdrängend oder bösartig infiltrierend wachsend) oder Metastasen anderer Tumoren, z. B. von Bronchial- oder Brustkarzinomen oder die Infiltration von Lymphomen in das Gehirn.

2.2.3 Exogene Ursachen der Bewußtlosigkeit

Die Ursachen der Bewußtlosigkeit durch von außen auf den Organismus Einwirkendes sind mannigfaltig; es gelingt jedoch auch hier leicht, ein System des eigenen Verständnisses zu errichten.

- Einwirkung von thermischen Einflüssen
- infektiös
- medikamentös – **toxisch**

2.2.3.1 Thermische Ursachen

Beim Sonnenstich kommt es nach Einwirkung von Sonne auf den ungeschützten Kopf zu
- Rötung des Kopfes
- Kopf- und Nackenschmerzen
- Übelkeit und Erbrechen
- Schwindel
- auch: Krämpfe und Bewußtlosigkeit mit Nackensteife

Die Körpertemperatur kann dabei durchaus normal sein. Ein Hirnödem kann tödlich verlaufen.

Beim **Hitzschlag** kommt es durch Überwärmung des ganzen Körpers bei Versagen zentraler Regulationsmechanismen (Hyperthermie) oder bei Unfähigkeit zur Schweißproduktion (Anhidrosis) zu Temperaturen rektal bis 41 oder 42 °C. Delirante Symptomatik, Krämpfe, Herzinsuffizienz oder Hirnödem können zum Tode führen, Myolyse ist möglich.
Die Unterscheidung, insbesondere bei Kindern, von einer Tollkirschenvergiftung kann äußerst schwierig sein (auch medikamentös induzierte Atropinvergiftung). Hyperthermie mit Myolyse kann auch bei exzessiver sportlicher Belastung (Marathonläufer) und durch Medikamente verursacht werden (Psychopharmaka!).

Beim **Sonnenstich** (Insolation) soll vornehmlich der Kopf gekühlt werden, beim Hitzschlag der ganze Körper, notfalls muß der Patient in kaltes Wasser getaucht werden, ein potentiell tödliches Krankheitsbild. Eine Sedierung soll nur mit Benzodiazepinen durchgeführt werden.

Die **Unterkühlung** kommt vor allem bei Säuglingen, Kleinkindern, Unfallopfern, Schiffbrüchigen, Vergifteten, Greisen oder aus innerer Ursache Erkrankten mit langer Liegezeit in der Umgebung vor. In Verbindung mit Bewußtlosigkeit sind auch Schilddrüsenunterfunktion, seltener Zirbeldrüsenstörungen oder Nebennierenrindenausfälle zu bedenken.

32–37 °C rektal	meist keine Gefahr, Muskelzittern
29–32 °C rektal	Muskelsteife (Selbsterwärmung nicht mehr möglich)

< 33 °C rektal   Bewußtseinseintrübung
< 30 °C rektal   Herzrhythmusstörungen, Kammerflimmern,
                  Bewußtseinsverlust
< 24 °C rektal   Bewußtlosigkeit, Tod!

Oft bestehen ein niedriger Blutdruck, EKG-Veränderungen, Bradykardie, Lähmungs-
erscheinungen, Volumenmangel und Nierenversagen.

Vorgehen nach der ABC-Regel!
Bei komatösen Patienten sollte eine Intubation und Beatmung durchgeführt werden.
Die Empfindlichkeit für Katecholamine kann wesentlich beeinflußt sein, Defibrilla-
tionsversuche sind zwischen 28 und 30 °C rektal meist nicht erfolgreich.

Als Faustregel gilt:
über 30 °C rektal   passive Wiedererwärmung
unter 30 °C rektal   aktive Wiedererwärmung:
                      warme Infusionen
                      Beatmung
                      Dialyse
                      Peritonealdialyse
                      Thoraxeröffnung und Spülung mit warmen Lösungen
                      Herz-Lungen-Maschine
                      (optimal!)

2.2.3.2 Infektiöse Ursachen

Jede mit Fieber einhergehende Erkrankung kann bei Austrocknung zu Bewußtseinseintrübung führen. Die Therapie der Wahl ist im Notfall der großzügige Volumenersatz. Derartige Patienten werden zumeist wieder wach die Klinik erreichen, wo die
Ursache des Fiebers abgeklärt werden muß.

Typische Ursachen der Bewußtlosigkeit sind Entzündungen der Gehirnhäute
(Meningitis) oder des Gehirns selbst (Enzephalitis).

Meningitis:
- Kopfschmerzen
- Nackensteifigkeit
- verkrümmte Lage
  (Opisthotonus)

Enzephalitis:
- Übelkeit
- Erbrechen
- neurologische Ausfälle
- Koma

Beides sind hochfieberhafte Krankheitsbilder, oft auch gemeinsam auftretend als
Meningoenzephalitis.

Ursachen:
Bakterien wie Meningokokken oder Tuberkelbazillen,
Viren wie Varizella oder Zytomegalie,
Parasiten wie Malariaerreger oder Schlafkrankheitserreger.

Die Notfalltherapie beschränkt sich zunächst auf die Sicherung der Vitalfunktionen und Einleitung einer Infusionstherapie, eine kausale Chemotherapie kann erst nach Eingrenzung der Ursache in der Klinik erfolgen.

2.2.3.3 Vergiftungen

Ein Gift ist eine Substanz, die aufgrund seiner physikalischen oder chemischen Eigenschaften dosisabhängig eine Schädigung des Organismus bewirkt. Auf Intoxikationen, die mit Bewußtlosigkeit einhergehen, wird in Kapitel 5 ausführlich eingegangen.

2.2.3.4 Endogene Ursachen

Endogene Ursachen der eingeschränkten Bewußtseinslage sind in der Notfallmedizin nicht sehr häufig. Ihr Nachweis bedingt meist eine rasche Entscheidung über Therapiemaßnahmen, die oft in kurzer Zeit wirksam sind.

Nach Organzugehörigkeit unterscheiden wir bei Erkrankungen

der Bauchspeicheldrüse	Coma diabeticum
	hypoglykämischen Schock
Schilddrüse	thyreotoxe Krise
	hypothyreotes Koma
Niere	Urämie (Harnvergiftung)
Leber	Leberkoma
Nebenniere	Addison-Krise

und Elektrolytentgleisungen aus anderen Gründen.

Bauchspeicheldrüse
Der Mangel an Insulin führt zur ungenügenden Versorgung lebenswichtiger Zellen mit Nährstoffen, da deren Verwertung vom Hormon Insulin abhängt. Der nicht verwertbare Blutzucker steigt in seiner Serumkonzentration an und bewirkt eine starke Flüssigkeitsausscheidung. Da auch Fettsäuren nicht verwertet werden können, kommt es zur Ansäuerung des Blutes, die wir vornehmlich bei jungen Zuckerkranken finden (Typ I Diabetiker). Bei älteren Patienten stehen der Flüssigkeitsmangel und die Bluteindickung im Vordergrund (Typ II Diabetiker).

Häufig kommt es nach einem Infekt oder einer sonstigen Überanstrengungssituation (auch Operation, Zahnziehen) zur Produktion von zuviel Urin durch die Zuckerausscheidung. Wenn der Patient nach Stunden oder Tagen nicht mehr in der Lage ist, entsprechend nachzutrinken, oder einschläft, überwiegt die Ausscheidung, und der Patient erwacht nicht mehr (Coma diabeticum). Durch diesen starken Flüssigkeitsverlust kommt es auch oft zu erheblichen Bauchschmerzen, ähnlich einer Bauchfellentzündung. Die Glukoseverwertung ist schwerst gestört.

Koma	Ketoazidose	Hyperosmolar
Alter	jünger	älter
Beginn	schneller	langsamer
Atmung	vertieft (Kußmaul-Typ)	oft unauffällig
Sterblichkeit	um 10%	um 80%

Therapie der Wahl ist das bilanzierte Ersetzen der verlorenen Flüssigkeit, welches bereits großzügig präklinisch zu beginnen hat. Die Gabe von Insulin und ein eventueller Azidoseausgleich sind Aufgabe der Klinik. Da das klinische Krankheitsbild durch neurologische Ausfälle oder Erscheinungen auch mit Fieber geprägt sein kann, gehört zur Notfallabklärung einer Bewußtlosigkeit frühzeitig eine Blutzuckeruntersuchung (Stix!), auch um eine sichere Unterscheidung vom **hypoglykämischen Schock** zu ermöglichen, der als Unterzuckerung oft bei Tablettenpflichtigen, aber auch bei insulinspritzenden Diabetikern sehr plötzlich auftritt, wenn die Einnahme einer Mahlzeit vergessen wird, oder aus gesundheitlichen Gründen nicht möglich ist. Typisch ist auch eine abendliche relative Überdosierung von Insulin. Die Patienten werden oft erst nach vielen Stunden aufgefunden.

Erste Anzeichen sind Kaltschweißigkeit, Übelkeit, aber auch Heißhungergefühle. Merkt der Zuckerkranke nun nicht seinen Zustand und kann ihn nicht beheben, wird er bewußtlos. Durch die verzögerte Hilfe in Gestalt der Zuckerzufuhr (bei wachen Patienten durch den Mund geben) können beim Bewußtlosen Hirnschäden auftreten wie nach Sauerstoffmangel.

Bei **Insulinpumpenträgern** soll nach Behebung der Stoffwechselstörung die Basalrate weiter verabreicht werden. Kann der Patient hierzu keine Angaben machen, sollte die Pumpe zunächst sorgfältig entfernt und in herkömmlicher Weise weiter verfahren werden (Kontakt mit Pumpenzentrum, Diabetikerausweis!)

Schilddrüse

Bei der **Thyreotoxikose** kommt es durch eine Überflutung des Organismus mit Schilddrüsenhormonen zum gesteigerten Sauerstoffverbrauch mit allen Anzeichen eines maximal arbeitenden Stoffwechsels.

Stadium I: Tachykardie und Herzschwäche, Durchfälle, Zittern, Unruhe.
Stadium II: dazu Schluck- und Sprechstörungen, Bewußtseinseintrübung und Verwirrtheit.
Stadium III: dazu Koma.

Die Therapie besteht in Behandlung der Symptome durch Infusionen, Beta-Rezeptorenblocker, Sedativa und Kortikosteroide und in der Behandlung der Schilddrüsenstörung durch Hemmstoffe der Hormonsynthese, Operation oder Radionuklidtherapie.

Beim **hypothyreoten Koma** ist eine Unterversorgung des Organismus mit Schilddrüsenhormonen für Blutdrucksenkung, Untertemperatur, verlangsamte Atmung und eventuelle Krämpfe oder teigige Hautschwellungen verantwortlich.

Leber

Beim **Leberkoma** unterscheiden wir den Leberzerfall durch Hepatitis oder Vergiftungen mit Tetrachlormethan oder den Knollenblätterpilz mit Ausbildung von Blutungen vom Leberausfall durch Leberzirrhose mit vorhandenen Leberhautzeichen wie Rötung der Handinnenflächen oder Lebersternchen. Beiden gemeinsam ist der Geruch nach roher Leber; zunehmende Bewußtseinseintrübung und neurologische Ausfälle durch toxische Stoffwechselprodukte korrelieren mit dem Ammoniakanstieg im Serum. Die Therapie kann nur in der Klinik durchgeführt werden durch Entlastung des Stoffwechsels von Eiweißen (Diät, Darmsterilisierung) oder durch Lebertransplantation bzw. Entgiftung über Fremdleberperfusion (Pavianleber).

Niere

Die **Urämie** ist das Endstadium des Nierenversagens nach Schmerzmittelabusus oder etwa bei diabetischem Nierenleiden. Sie geht einher mit Ausschwitzung kristallinen Harnstoffes in alle serösen Häute des Organismus mit Übelkeit, Erbrechen, Herzbeutelreiben, Rippenfellreiben und Bewußtlosigkeit. Wenn der Organismus mit Flüssigkeit überladen ist, kommt quälende Luftnot hinzu. Therapeutisch kann ein Aderlaß hilfreich sein (in Blutkonservenflasche), eine Blutwäsche (Hämodialyse) sollte durchgeführt werden, daher Aufnahme in Fachabteilung für Nephrologie oder dialysefähiger Intensivstation. Notfalls können entwässernde Abführmittel hilfreich sein (vermindert auch die Gefahr der Kaliumvergiftung).

Andere

Die **Addison-Krise** entsteht, wenn Nebennierenrindenhormone dem Körper fehlen. Diese Organe können durch Tuberkulose, Bronchialkrebs mit Metastasen, Blutungen oder Immunprozesse geschädigt sein. Gewichtsverlust, Muskelschmerz und zunehmende Eintrübung mit Austrocknung und Tachykardie sind die Folge. Therapeutisch werden Natriumchloridinfusionen und Kortikosteroide verabreicht. Ähnlich wie in diesem Zustand der Unterversorgung mit Natrium können andere Elektrolytstörungen auch zur Bewußtlosigkeit führen. Relativ zuviel Natrium im Körper bei Eindickung des Blutes und Hyperkalzämie durch Erkrankungen der Nebenschilddrüsen, bösartige Tumoren oder Kalziumüberladung. Hier muß unter stationären Bedingungen bilanziert infundiert werden.

2.2.4 Kardiovaskuläre Ursachen

Extreme Vagusreizung kann zu akuter Vasodilatation mit extremer Hypotonie führen. Beim spontanen Entstehen der **orthostatischen Synkope** können Schreck oder Hypoglykämie begünstigend wirken. Die Patienten sinken langsam in sich zusammen, Schweißausbruch und Bradykardie werden beobachtet. Meist kommt es zu spontaner Erholung im Liegen, gelegentlich ist der Einsatz von Etilefrin als Tropfen oder parenteral, sehr selten eine Volumengabe notwendig (nach Hb-Abfall und anderen Grunderkrankungen fahnden!)

Eine kurzfristige Bewußtlosigkeit kann beim **Adam-Stokes-Anfall** auftreten, wenn bei kurzfristigem Herzstillstand ein nachgeordnetes Erregungsbildungszentrum am Herzen einen langsamen Ersatzrhythmus abgibt. Therapeutisch sind Atropin, Orciprenalin oder Adrenalin zu verabreichen, um eine extreme Bradykardie zur normalen Herzfrequenz von 60–80/min umzuwandeln. Eventuell ist ein Herzschrittmacher zu legen, eine auch präklinisch gelegentlich durchgeführte Maßnahme. Im Extremfall kann eine **Bluthochdruckkrise** zu Bewußtseinseintrübung führen. Von vitaler Bedeutung ist das Auftreten von Kammerflimmern oder Kammerflattern als Ausdruck des Sekundenherztodes bei koronarer Herzerkrankung.

2.2.4.1 Kardiopulmonale Reanimation

Mechanische Maßnahmen

Nachdem Versuche einer kardiopulmonalen Wiederbelebung oder deren einzelner Komponenten bereits aus dem 16. Jahrhundert und später bekannt geworden sind und die prinzipiellen Grundlagen der Atemspende oder auch der Herz-Druck-Massage in verzweifelten Situationen seitdem angewandt wurden, sind die ersten erfolgreichen Reanimationen nach Herz-Druck-Massage aus dem vorigen Jahrhundert beschrieben worden. Der Weg zu Wiederbelebungsmaßnahmen war keineswegs gerade und gezielt, sondern immer wieder durch heute skuril anmutende Versuche, zum Beispiel das Einblasen von Rauch in das Rektum, wie von Gardanne 1774 in Paris skizziert, gekennzeichnet.

Erst die Wiederentdeckung der Atemspende 1946 anläßlich einer Poliomyelitis-Epidemie in Kombination mit der in den 60er Jahren zunehmend angewandten Herz-Druck-Massage und deren systematische Erarbeitung ermöglichte in den 70er Jahren die Durchführung der kardiopulmonalen Reanimation in der Routine. Durch eine große Zahl zerebral geschädigter Patienten bei Unkenntnis einer noch menschenwürdig überlebbaren Zeit des klinischen Todes entwickelt sich heute die Tendenz zur Entwicklung einer zerebral orientierten Wiederbelebung, d. h. der ethischen Ausrichtung einer intensivmedizinisch durchführbaren technischen Methode, die auf diese Art und Weise in wenigen Jahren wohl ihren festen Stellenplatz, zumindest im Bereich der Industriegesellschaften, eingenommen haben wird.

Die technischen Voraussetzungen dafür sind bereits zum gegenwärtigen Zeitpunkt in großer Zahl geschaffen, und auch die Ausbildung des medizinischen und paramedizinischen Personals in der Sekundärphase der kardiopulmonalen Reanimation macht zur Zeit weltweit Fortschritte; Zielstandards für Ausbildung und Logistik wurden bereits von der American Heart Association der National Academy of Sciences und anderen Organisationen vorgegeben.

Die Aktivitäten liegen zunehmend auf dem Gebiet der Laienausbildung (s. Anhang); eindeutige Erfolge und anzusprechende Zielgruppen für die Durchführung der kardiopulmonalen Reanimation wurden in der sogenannten Rotterdamer Reanimationsstudie vorgelegt.

Die Reanimation wird eingeleitet bei **gleichzeitig** auftretender(m)

* **Bewußtlosigkeit**
* **Pulslosigkeit**
* **Atemstillstand**

und nach der ABC-Regel begonnen

* **A temwege frei!**
* **B eatmen**
* **C irculation herstellen**
* **D rogen** (Medikamente)

Die Grundlage der kardiopulmonalen Reanimation ist die Thoraxkompression, so daß diese allein, d. h. ohne Atemspende, für die Phase I der Herzlungenwiederbelebung empfohlen wird.

Die Thoraxkompression soll mit dem Ballen einer Hand durchgeführt werden, wobei die zweite Hand unterstützend auf die erste drückt, die Finger dürfen den Brustkorb nicht berühren. Dabei soll ein Ineinandergreifen der Hände wegen möglicher vorzeitiger Ermüdung vermieden werden. Der Patient soll auf einer harten Unterlage flach liegen. Bei Reanimation nach größerem Blutverlust kommt auch die Autotransfusionslage in Frage. Die Aufsatzstelle der Hände liegt zwei Querfinger proximal des distalen Brustbeinendes. Die Herzdruckmassage durch Fußdruck ist ebenfalls erfolgreich beschrieben worden, jedoch nicht anzustreben.

Druck- und Entlastungsphase müssen bei der Herzdruckmassage von annähernd gleicher Dauer sein.

Während manche den Mechanismus der sogenannten „Herzpumpe" als pathophysiologische Grundlage eines gerichteten Blutflusses bezeichnen, wobei das Herz zwischen Sternum und Wirbelsäule rhythmisch komprimiert werde, erwähnen andere hier den Mechanismus der sogenannten „Thoraxpumpe". Hierbei addieren sich ein individueller Thoraxdruck zu dem bei der Kompression ausgeübten Druck, und beide gemeinsam üben mit einem durch andere Mechanismen, wie z. B. Beatmung, ausgeübten aktuellen Thoraxdruck einen intrathorakalen Effekt nicht nur auf das Herz, sondern auch auf die großen Gefäße aus. Fallbeschreibungen erwähnen nämlich die Möglichkeit, Patienten mit tachykarden Herzrhythmusstörungen und somit funktionellem Herz-Kreislauf-Stillstand durch selbst ausgelöste Hustenstöße länger als 90 Sekunden bei Bewußtsein zu halten. Durch einen Auspreßeffekt könnte eine hämodynamisch wirksame Reanimation beim harten Thorax eines älteren Menschen erklärt werden, während beim kleinen weichen Brustkorb des Säuglings durchaus ein Pumpeffekt am Herzen selbst bestehen könnte.

Diese Zusammenhänge werden zur Erklärung von Veränderungen bei unterschiedlichem Verhältnis von Thoraxkompression und Beatmung verwendet. Die Anwendung von Thoraxkompressionsgeräten wurde nach Auftreten gefährlicher Verletzungen bereits wieder verlassen.

Einig ist man sich zum gegenwärtigen Zeitpunkt darüber, daß ein Zusammentreffen von Luftinsufflation und Thoraxkompression nach Abwägung aller Argumente mit letzter Sicherheit weder als schädlich noch als nützlich betrachtet werden kann und somit ein Zusammentreffen weder absolut angestrebt noch abgelehnt werden sollte. Da aber eine Unterbrechung der Herz-Lungen-Wiederbelebung sicher zu einem intraarteriellen Druckabfall führen wird, sollte die Herzdruckmassage zur Luftinsufflation nach Intubation (!) nicht mehr unterbrochen werden. Eine Synchronisation ist dann nicht mehr erforderlich. Vor Intubation, also auch bei Maskenbeatmung, führt dieses Vorgehen jedoch zum Aufpumpen des Magens. Zur Atemspende muß der Kopf überstreckt sein.

Ein Erwachsener sollte im Rahmen der **Zwei-Helfer-Methode** alle 5 Kompressionsstöße eine Luftinsufflation erfahren, bei der **Ein-Helfer-Methode** zwei Luftinsufflationen alle 15 Kompressionsstöße, die eine Tiefe von etwa 4 cm haben sollten.

Bei der **Reanimation von Säuglingen und Neugeborenen** (s. a. 1.5.1) werden Frequenzen um 100 bis 120 pro Minute mit Luftinsufflationen alle 5 Kompressionsstöße empfohlen.

Die dabei häufig beobachtete freie Haltung der reanimierenden Hand ist nach eigenen Erfahrungen schnell ermüdend. Zweckmäßiger erscheint ein Umfassen des Kindes mit beiden Händen und Ausübung des Druckes mit den Spitzen von Zeige- und Mittelfinger auf das Brustbein, wobei eine Kompressionstiefe von 2 cm nicht überschritten werden sollte.

Eine andere wenig ermüdende Möglichkeit ist das Umfassen des Kindes mit beiden Händen und Durchführung der Thoraxkompression mit flach angelegten Daumen beider Hände. Die empfehlenswerte Frequenz der Herzdruckmassage ist altersabhängig und nähert sich mit dem 12.–14. Lebensjahr den Parametern Erwachsener an.

Interessante Aspekte ergeben sich für die Durchführung der „abdominellen Gegenkompression", bei der Drucke zwischen 60 und 110 cm Wassersäule in der Praxis zum Beispiel durch einen Sandsack auf das Abdomen des Patienten einwirken.

Des weiteren besteht die Möglichkeit, eine „intermittierende abdominelle Gegenkompression" durchzuführen, wobei alternierend zur Thoraxkompression ein Druck in der genannten Größenordnung auf das Abdomen mit der Hand ausgeübt wird. Gemeinsames Prinzip beider Gegenkompressionsverfahren ist ein Anstieg des arteriellen Mitteldruckes und somit in erster Linie eine verbesserte Koronarperfusion. Unsicher ist eine eventuelle Verbesserung der Gehirndurchblutung.

Die Beatmung mit reinem Sauerstoff wird in dieser Phase empfohlen.

Elektrische Maßnahmen

Nach den DIN-Normen 75079 und 75080 sollen Rettungswagen, Notarztwagen und Notarzteinsatzfahrzeuge mit einer EKG-Defibrillator-Kombination ausgestattet sein. Bei der Defibrillation wird Energie meist in Form einer gedämpften Sinushalbwelle an den Patienten als Lastwiderstand abgegeben. Hierbei wird die entladene Energie über die Hilfsgröße der Kondensatorspannung nach dem Aufladen festgestellt. Zur Durchführung einer Notfalldefibrillation stehen uns in Deutschland etwa 23 verschiedene Geräte zur Verfügung mit einer entsprechenden Vielfalt der Bedienungselemente.

In einer Untersuchung des Institutes für Biomedizinische Technik der Technischen Universität Berlin an 50 im Einsatz befindlichen Defibrillatoren mit einem speziellen Prüfgerät konnte bei den meisten Geräten eine Abweichung von bis zu 45% der entladenen Energie gegenüber der gewählten Energie festgestellt werden, da eine Anzeige der tatsächlich abgegebenen Energie nicht vorhanden ist. Da knapp die Hälfte der Geräte unter 50mal im Jahr benutzt werden und Defekte der Akkumulatoren mit knapp 30% die Reparaturstatistik anführen, kann in vielen Fällen die tatsächlich abgegebene Energie nur sehr grob abgeschätzt werden. Eine Defibrillation beinhaltet also aus technischen Gründen meist die Abgabe von niedrigeren Energien, als es der Absicht entspräche. Ob sich das nach Einführung der Medizingeräteverordnung (MedGV) ändert, bleibt abzuwarten.

Die Anwendung der Frühdefibrillation bei Patienten mit Kammerflattern oder -flimmern vor Applikation von Medikamenten ist nicht unumstritten. Während sie in Arbeiten über notfallmäßige Versorgung von Patienten in der Prähospitalphase von den meisten Wissenschaftlern als erfolgreiche und oftmals allesentscheidende Maßnahme empfohlen wird und eine Berechtigung zur Frühdefibrillation auch bei uns trainierten Rettungssanitätern nach einer Zusatzausbildung übertragen wird, befürchten andere Autoren das Auftreten irreversibler Asystolien, falls die Defibrillation vor Einsatz von Adrenalin erfolgt. Wir führen in Berlin die Defibrillation so früh wie möglich durch, da mit zunehmender zeitlicher Ausdehnung eines funktionellen Herz-Kreislauf-Stillstandes die Chance zur Heilung hochsignifikant absinkt.

Die Empfehlungen für die Defibrillationsenergie im Notfall variieren zwischen 170 und 400 Wattsekunden. Zur Durchführung sollte die „negativ" geladene Defibrillationselektrode rechts parasternal unterhalb der Klavikula aufgesetzt werden, die „positiv" geladene unterhalb der linken Mamille respektive links seitlich der Herzspitze. Nach der Defibrillation, bei der niemand den Patienten berühren darf, führen wir nach üblichen Kriterien mit der Intubation die Reanimation fort (ABC-Regel).

In Anbetracht einer äußerst seltenen Benutzung sehr vieler Defibrillationsgeräte sollen die wenig benutzten Akkumulatoren haltbar konstruiert sein. Das Gerät sollte über einen Speichermonitor oder einen Schreiber verfügen sowie über eine Synchronisationseinrichtung zum Ausgleich tachykarder Herzrhythmusstörungen und möglichst leicht sein. Die Kontrolle sollte durch praktische Ausschöpfung der Medizingeräteverordnung (MedGV) optimiert werden.

Die Verwendung von Herzschrittmachern im Notfall wird von vielen wegen schwieriger Implantationsverhältnisse am Notfallort, im Notarztwagen oder gar im Rettungs-hubschrauber bei fehlender Durchleuchtungsmöglichkeit abgelehnt; die Erfolgsaus-sichten seien zu gering. Wir verwenden ein zwar nicht ganz billiges, aber komplettes Set, das über die Seldinger-Technik eine Einführung des separaten Schrittmacherka-bels erlaubt und vom sterilen Tuch bis zum Skalpell und Nahtmaterial alles Notwendige enthält.

Als Ergebnis dieser invasiven Maßnahme, die sicher einer verzweifelten Indikation bedarf, verfügen wir nicht nur über ein eingeführtes Schrittmacherkabel mit Hilfe der Einschwemmtechnik einschließlich einer sterilen Korrekturmöglichkeit, sondern auch über einen zentral liegenden Zugang zur Infusionstherapie. So kann man Patienten definitiv, d. h. sekundär erfolgreich und ohne zerebralen Schaden einer weiterversor-genden Klinik zuführen.

Beispiel:
Patienten waren vor der Applikation des Schrittmachers mehrfach reanimiert worden, ohne daß sich ein stabiler Sinusrhythmus einstellen konnte. Sie wiesen AV-Blöcke dritten Grades auf, so daß die Anwendung einer Ösophagusstimulation, die häufig für den Notfall empfohlen wird, mit hoher Wahrscheinlichkeit nicht zum Erfolg geführt haben dürfte, da derartige Geräte vorwiegend den Sinusknoten stimulieren und bei den von uns betreuten Patienten Überleitungsstörungen häufig limitierend wirken.

Intravenöser Zugang

Zur Reanimation sollte ein sicherer intravenöser Zugangsweg gelegt werden. Ein peripherer Zugangsweg ist oft ausreichend (Technik der peripheren Venenpunktion s. 1.1.1). Ist dies nicht möglich, so muß eine zentrale **Vene** punktiert werden. Dazu werden der **Venenkatheter,** eine **halbgefüllte 10 ml Kochsalzspritze** und – beim nicht komatösen Patienten – eine **Lokalanästhesie** (5–10 ml Lidocain 1–2%) sowie **sterile Handschuhe** und ein **Abdecktuch** benötigt.

● **Subklaviapunktion:** Die Vena subclavia wird durch bindegewebige Septen auch im Schock offengehalten. Daher kann sie hinter dem Kreuzungspunkt der 1. Rippe mit dem Schlüsselbein beim Vorschieben der Nadel in Richtung auf den untersten Rand der Kehlkopfsilhouette unter Aspiration (Ziehen am Stempel) durch schwallartiges Eindringen von Blut in die Spritze aufgefunden werden.
Mögliche Komplikationen: Pneumothorax, arterielle oder venöse Blutungen, Organverletzungen.

● **Anonymapunktion:** Auch diese Venen stehen im Schock offen. Hier wird mit der Nadel 2 cm oberhalb und seitlich vom Ansatz des M. sternocleidomastoideus (Kopfnicker) maximal 3 cm knapp unter dem Schlüsselbein in einem rechts etwas steileren und links etwas flacheren Winkel eingegangen.
Komplikationen: wie oben.

● **Jugularis-interna-Punktion:** Diese Vene bleibt nicht immer offen. Die wesentliche Orientierungshilfe ist der Karotispuls. Wo er nicht vorhanden ist (Verschluß, Kreislaufstillstand), ist die Orientierung kaum möglich. Eingehen durch den

Kopfnickermuskel ohne Verletzung der Vena jugularis externa und Abdrücken der Arteria carotis an den Kehlkopf. Die Vene soll nun seitlich davon punktiert werden. Komplikationen: wie oben.

- **Femoralispunktion:** Bei sehr leichter Punktionstechnik kurz unterhalb des Leistenbandes innen von der Arterie punktieren. Es ist ein schneller Zugangsweg, Katheter muß wegen Gefahr der Thrombosebildung rasch entfernt werden. Komplikationen: arterielle Blutung.

Merke: **Ivan!** von **innen** gesehen: **Vene, Arterie, Nerv!**

Medikamentöse Maßnahmen

In den letzten Jahren hat die medikamentöse Reanimation Vereinfachung und Strukturierung erfahren. Adrenalin, Natriumbikarbonat und Lidocain sind die gebräuchlichsten Medikamente bei der Wiederbelebung.

- **Adrenalin** soll zu Beginn der Wiederbelebung mit 1–2 mg beim Erwachsenen 1:10000 in den Tubus verabreicht werden, da es von der Schleimhaut der kleinen Bronchien und der Lungenbläschen gut, von der Schleimhaut der Luftröhre dagegen schlecht aufgenommen wird. Nach Legen eines Venenzuganges kann dann i. v. alle 5 min mit etwa 0,5–1 mg nachdosiert werden (s. a. 7.2.1).

- **Natriumbikarbonat** wird zur Pufferung einer Azidose eingesetzt, wenn das Abatmen des anfallenden CO_2 durch Intubation und Beatmung sichergestellt ist. Aus Infusionsflasche oder Fertigspritze werden 1 mval/kg KG verabreicht. Eigentlich sollte diese Substanz zwar in zentrale Zugänge gegeben werden; deren mögliche Komplikationen wiegen aber die Bikarbonatgabe in periphere Venen mit der Gefahr einer Venenwandentzündung bei weitem auf (s. a. 7.1.6).

- **Lidocain** wird zum Stabilisieren von Zellmembranen eingesetzt. Es kann meist tachykarde ventrikuläre Herzrhythmusstörungen beseitigen. Die Anfangsdosis der Erwachsenen beträgt 100 mg (s. a. 7.1.24).

Ablauf der kardiopulmonalen Reanimation

Merke:
- Bei der Durchführung der kardiopulmonalen Reanimation soll bei der Zwei-Helfer-Methode das Verhältnis von Thoraxkompression und Luftinsufflation 5:1, bei der Ein-Helfer-Methode 15:2 betragen.
- Der Thorax soll maximal 4 cm komprimiert werden, das Verhältnis von Druck- und Entlastungsphase soll etwa gleich sein.
- Eine Herzdruckmassage braucht nach Intubation für die Atemspende nicht unterbrochen zu werden, im Stadtgebiet mit schneller qualifizierter Hilfe kann auf die Atemspende verzichtet werden, sofern nur ein Helfer zur Stelle ist.
- Eine Frühdefibrillation erscheint bei Kammerflimmern oder -flattern sinnvoll.

- Bis zur sicheren Abgabe der angewählten Defibrillationsenergie im Rahmen zu verbessernder technischer Voraussetzungen für Defibrillatoren wird bei funktionellem Herz-Kreislaufstillstand durch Kammerflattern, -flimmern die maximale Energiestufe bei Erwachsenen bevorzugt.
- Die Applikation eines Notfallschrittmachers bei ausgeschöpften konservativen Möglichkeiten in Einschwemmtechnik soll versucht werden.
- Als Medikamente werden meist Adrenalin, Natriumbikarbonat und Lidocain eingesetzt.

Als Abschluß dieses Kapitels sei nun ein Flußschema der Reanimation zum Hineindenken in die Zusammenhänge wiedergegeben

Cardio-Pulmonale Reanimation

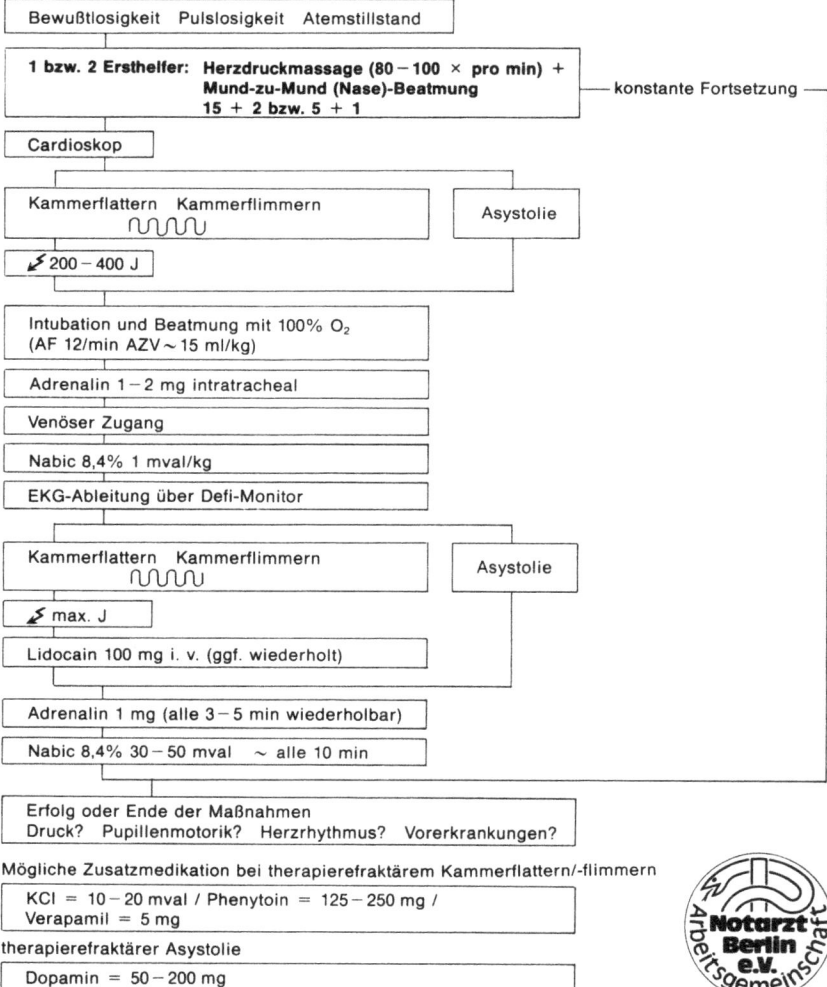

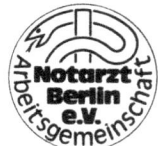

Bewußtlosigkeit　Pulslosigkeit　Atemstillstand

1 bzw. 2 Ersthelfer:　Herzdruckmassage (80−100 × pro min) +	── konstante Fortsetzung ──
Mund-zu-Mund (Nase)-Beatmung	
15 + 2 bzw. 5 + 1	

Cardioskop

Kammerflattern　Kammerflimmern	Asystolie
∿∿∿∿	

⚡ 200 − 400 J

Intubation und Beatmung mit 100% O₂
(AF 12/min AZV ~ 15 ml/kg)

Adrenalin 1 − 2 mg intratracheal

Venöser Zugang

Nabic 8,4% 1 mval/kg

EKG-Ableitung über Defi-Monitor

Kammerflattern　Kammerflimmern	Asystolie
∿∿∿∿	

⚡ max. J

Lidocain 100 mg i. v. (ggf. wiederholt)

Adrenalin 1 mg (alle 3 − 5 min wiederholbar)

Nabic 8,4% 30 − 50 mval　~ alle 10 min

Erfolg oder Ende der Maßnahmen
Druck? Pupillenmotorik? Herzrhythmus? Vorerkrankungen?

Mögliche Zusatzmedikation bei therapierefraktärem Kammerflattern/-flimmern

KCl = 10 − 20 mval / Phenytoin = 125 − 250 mg /
Verapamil = 5 mg

therapierefraktärer Asystolie

Dopamin = 50 − 200 mg

3 Leitsymptom: Atemnot

Der Stoffwechsel des Menschen ist auf die Zufuhr von Sauerstoff (O_2) und die Abfuhr von Kohlendioxid (CO_2) angewiesen.

- Transport von Atemluft in die Lungen
  durch koordinierte Zusammenarbeit von Atemantrieb, intakter Nerven- und Muskelfunktion bei freien Atemwegen
- Verteilung der Luft in den Lungen
- Diffusion von O_2 durch die Membran der Lungenbläschen in das Blut
- Durchblutung der Lungen
- Bindung von O_2 an den roten Blutfarbstoff (Hämoglobin)
- Durchblutung der lebenswichtigen Organe
- Abgabe von Sauerstoff an die Gewebe
- Funktion der „inneren Atmung"
- Lösung von CO_2 im Blut
- CO_2-Diffusion in die Lungenbläschen
- Abatmung der Luft

Alle Störungen dieser Zusammenhänge können subjektiv das **Gefühl des nicht erfüllbaren Zwanges, die Ventilation zu steigern,** die Atemnot, verursachen.

3.1 Entstehung von Atemnot

Das Stichwort Atemnot ist ein häufig genanntes Stichwort für eine lebensbedrohliche Erkrankung in Großstädten. Atemnot scheint Stichwortgebern (den Meldenden) selbst recht oft vorzuliegen; Angst und Unruhe in der Umgebung eines Patienten führen gelegentlich bereits alleine zur subjektiven Verschlimmerung von Atemnot, so daß dieses Stichwort vielfach verallgemeinernd für Verschlimmerung eines chronischen Krankheitsbildes steht. Akute Luftnotzustände, wie z. B. bei Fremdkörperaspiration, werden auch von Laien meist sicher erkannt und führen folgerichtig zur Alarmierung eines Notarztwagens.

Wenn der Austausch der Atemgase Sauerstoff und Kohlendioxid nicht mehr gewährleistet ist, kommt es zum Abfall des Sauerstoffpartialdruckes im Blut **(Partialinsuffizienz)** oder zusätzlich zum Anstieg des Kohlendioxidgehaltes im Blut **(Globalinsuffizienz).** Die Ursachen dafür können ganz verschieden sein und auf jeder Etage der Luftwege, im Atemantrieb selbst, in der Fortleitung des Atemantriebes über Nerven und Muskulatur und in der Zufuhr exogener Schadstoffe zu suchen sein. Der Überschuß an Kohlendioxid und noch mehr der Mangel an Sauerstoff im Blut wird vom Patienten als äußerst quälend empfunden. Das Gefühl der Luftnot, d.h. des

Erstickens, wird zu den schlimmsten Mißempfindungen des Organismus gezählt. Das Behandlungsziel ist es, dies so schnell wie möglich zu beseitigen.

3.2 Zeichen der Atemnot

Zunächst kommt es zur Steigerung des Atemantriebes, die **Atemfrequenz wird erhöht.** Dieser Versuch eines Ausgleichs von Sauerstoffschuld funktioniert beim Gesunden ausgezeichnet, wie jeder durch eigene Erfahrung bei körperlicher Belastung bestätigen kann. Kommt es jedoch zum Abfall der Sauerstoffkonzentration, finden wir die erhöhte Atemfrequenz bereits in Ruhe. Die **Patienten richten sich in den meisten Fällen auf,** um ihre Atemhilfsmuskulatur durch Aufstützen der Arme aktivieren zu können (typischer, sog. Kutschersitz beim Asthma bronchiale) oder um durch die aufrechte Position den Anstrom venösen Blutes zum Herzen hin zu reduzieren (typische Orthopnoe beim Lungenödem).

Zunächst ist die Herzfrequenz beschleunigt, die Haut kaltschweißig und der Blutdruck erhöht, später treten Hypotonie und Bradykardie auf. Schließlich tritt zunehmende **Zyanose** (Blausucht) hinzu; wenig später kommt es zu **Krämpfen, Bewußtseinstrübung,** Bewußtlosigkeit, zu Schnappatmung und zum **Tod,** wenn nicht eingegriffen werden kann.

Bereits ohne Stethoskop kann man in vielen Fällen **charakteristische Geräusche** hören (typischer Stridor bei Einatmung von Pseudokrupp-Kindern) oder andere charakteristische Zeichen am Patienten sehen (typisches Hervortreten der Halsvenen bei Lungenödem oder Asthmaanfall). Diese Symptome sind für das Differenzieren der Ursache von entscheidender Bedeutung.

- Stridor   Juchzendes Geräusch bei der Einatmung, Verdacht auf Einengung der oberen Luftwege: Krupp, Kehldeckelentzündung, Verlegung durch Fremdkörper, Allergie, Kehlkopftumoren, doppelseitige Lähmung des Rekurrensnerven, der die Stimmbänder innerviert. Wenn das Hindernis in der oberen Luftröhre liegt, ist um so eher der Stridor auch exspiratorisch zu hören. Schnarchende Nebengeräusche deuten auf Beteiligung des Rachenraumes an der Einengung der Luftwege hin.

- Ausatmung   Dies ist ein Zeichen nicht ausreichender Abatmung von Luft, vorwie-
  verlängert   gend aus den Lungenbläschen (Alveolen) durch Schwellung der Bronchialschleimhaut bei Linksherzinsuffizienz oder Asthma bronchiale.

Dazu kommen meist charakteristische Geräusche, die mit dem Stethoskop gehört werden müssen.

- Giemen,   Ursache dieser krankhaften Atemgeräusche sind zähe
  Pfeifen,   Schleimfäden in den Bronchien und der Luftröhre, welche
  Brummen   ein besonderes Kennzeichen von einengenden Lungen- und
  (trockenes Rasseln) Bronchialerkrankungen sind
                        (Asthma bronchiale, chron. Bronchitis).

- Brodeln
(feuchtes Rasseln)

ist der Ausdruck von Flüssigkeitsbewegungen im Atemstrom und somit Kennzeichen von Lungenentzündung und Lungenödem.

- Schmerzen

Je nach Lokalisation deutet ein zusätzlicher Brustschmerz, z. B. auf einen Herzinfarkt (Lungenödem) oder eine Lungenarterienembolie, einen Pneumothorax oder z. B. auch eine die Lungenentzündung begleitende Rippenfellentzündung hin.

Mit Hilfe der Blutgasanalyse können in der Klinik der Partialdruck des Sauerstoffs (O_2) und des Kohlendioxids (CO_2) im Blut bestimmt werden. Daneben ermöglicht die Bestimmung des pH-Wertes, des Standardbikarbonates und des Basenüberschusses eine gewisse Beurteilung der Stoffwechselsituation.

3.3 Unspezifische Therapie

3.3.1 Allgemeine Maßnahmen

Nach der sogenannten **ABC-Regel** (s. a. 2.2.4.1) muß in der Vorstellung des Helfers ein Schema ablaufen, um nicht durch langes Überlegen wertvolle Zeit verstreichen zu lassen.

Atemwege freimachen heißt, daß die Mundhöhle möglichst von Erbrochenem, Zahnprothesen oder Fremdkörpern freigehalten werden muß. Herausnehmbarer, aber fest sitzender Zahnersatz kann für nicht routinierte Helfer jedoch sehr schwer entfernbar scheinen; in diesen Fällen darf er belassen werden, muß jedoch später durch den Geübten entfernt werden. Das vorsichtige Überstrecken des Kopfes in Verbindung mit Nachvorneziehen des Unterkiefers wird **Esmarch-Handgriff** genannt. Das Überstrecken des Kopfes kann bei Patienten mit Halswirbelsäulenerkrankungen (M. Bechterew) unmöglich und bei Patienten mit Halswirbelsäulenverletzungen sogar gefährlich sein, da eine Querschnittslähmung drohen kann. Lebenswichtige Funktionen wie die Atmung müssen jedoch vordringlich gesichert werden. Fremdkörper werden, soweit sichtbar, mit einer Magill- oder Kornzange herausgezogen.

Ist die Extraktion nicht möglich, kann die vitale Stabilisierung durch Tieferschieben des Fremdkörpers gelegentlich erreicht werden. Besonders bei Fremdkörpern in der Speiseröhre, welche von hinten den weichen Teil der Luftröhre eindrücken, ist dies eindrucksvoll. Später muß eine vollständige Entfernung unter endoskopischer Sicht oder mit einem starken Elektromagneten erreicht werden (z. B. Geldstücke mit Eisenkern in Deutschland: 1-, 2-, 5-, 10-Pfennig-Stücke, 1- und 2-Mark-Stücke).

Besteht eine ausreichende Eigenatmung und liegt kein weiterer Grund für eine sofortige Intubation vor, soll die akute Atemnot immer mit Sauerstoff behandelt werden, getreu der Devise:

Bei Notfällen keine Angst vor Sauerstoff!

Zu Beginn einer Notfalltherapie sollten 4 l O_2/min verabreicht und je nach Erfolg weiterdosiert werden. Die Zufuhr sollte mindestens über eine Nasensonde, besser eine Sauerstoffbrille gegeben werden. Das weit verbreitete Anpusten mit dem Sauerstoffschlauch bringt keine ausreichenden Ergebnisse.

In sehr seltenen Fällen kann der Patient bei Sauerstoffgabe eintrüben, da dem Organismus bei ohnehin bestehendem starken Anstieg des CO_2 bei nun erfolgender Sauerstoffgabe dieser einzige Atemantrieb genommen wird. Der Sauerstoffmangel als „Motor" des Atemantriebes ist nämlich noch wirksam, wenn die CO_2-bedingte Atemstimulation bereits ausgefallen ist (bei lange bestehendem Asthma bronchiale).

Als Ersatz für einen ständig anzuwendenden Esmarch-Handgriff kann die Einlage eines Güdel- oder Wendeltubus verstanden werden. Hierbei wird durch Einführung des nach kranial (oben) zeigenden Güdeltubus nach Drehung um 180 Grad oder durch Legen des Wendeltubus in ein Nasenloch (gerade einlegen, nicht in Richtung Schädelbasis!) die Verlegung der Atemwege durch die Zunge verhindert. Diese Maßnahmen dürfen nur bei nicht aspirationsgefährdeten Patienten durchgeführt werden, da sowohl das Reizen des Zungengrundes (Güdeltubus) als auch das Reizen der Pharynxwand (Rachenwand) über einen Vagusreiz zum Erbrechen führen kann. Als Ausweg bleibt in diesen Fällen nur die endotracheale Intubation.

3.3.2 Endotracheale Intubation

Die endotracheale Intubation wird immer dann wichtig, wenn eine Ateminsuffizienz besteht und deren Ursache nicht anderweitig zu beheben ist oder wenn eine künstliche Ventilation zur Therapie eines schweren Krankheitsbildes durchgeführt werden muß. Nur durch sie schafft man sicher freie Atemwege. Die Entscheidung zur Intubation ist immer vom klinischen Befinden des Patienten abhängig und nur sekundär aufgrund der Blutgasanalyse (PO_2 < 50, PCO_2 > 50 Torr) zu treffen. Im Falle eines bewußtlosen Patienten mit Atemstillstand, Pulslosigkeit und hoffentlich bereits begonnener Reanimation muß die notfallmäßige Blitzintubation als allererstes angestrebt werden (s. a. 2.2.4.1).

Wenn aber auch nur etwas Zeit verbleibt, sollte folgendermaßen vorgegangen werden:

- Bereitstellung eines Tubus adäquater Größe nach Prüfung der Blockung (bei Erwachsenen mindestens 7,5 mm) mit Führungsstab, von Medikamenten, eines Laryngoskopes (bei Erwachsenen Größe 4), einer Magill- oder Kornzange und Xylocain-Gel bei nasotrachealer Intubation, eines Güdeltubus (bei Erwachsenen Größe 4 oder 3, bei Säuglingen Größe 0 und bei Kleinkindern Größe 2) und Pflastermaterial ist erforderlich.
- Anlage eines Venenzuganges (s. 2.2.4.1 und 1.1.1)
  Lagerung des mit Sauerstoff versorgten Patienten:
  – bei Bewußtlosigkeit in Rückenlage mit überstrecktem Kopf;
  – bei Linksherzdekompensation und gelegentlich auch bei Asthma bronchiale **im Sitzen** Überstrecken des Kopfes mit Abstützung des Patienten durch den Arzt von hinten.

● Medikamentöse Vorbereitung bei wachen oder reagiblen Patienten:
  – bei hypotonen Patienten nur Sedierung mit Benzodiazepinen, z. B. mit Midazolam (Dormicum®);
  – bei allen anderen Patienten Einleitung einer i. v. Kurznarkose mit Etomidate (Hypnomidate®) oder Thiopental (Trapanal®);
  – möglichst immer 0,5 mg Atropin zur Prophylaxe eines reflektorischen Herzstillstandes bei Intubation (Vagusnerv);
  – nur im äußersten Notfall, z. B. bei Intubation Krampfender, Relaxation mit Succinylcholin, da Notfallpatienten selten lang genug nüchtern waren, um die Gefahr einer Regurgitation und Aspiration vernachlässigen zu können. Dieses Medikament bleibt Routinierten vorbehalten! Vorsicht bei eventuellen Nachinjektionen, Elektrolytstörungen sind nicht immer bekannt;
  – bei Schmerzpatienten (Polytrauma!) ist ein Beginn der Medikation mit morphinhaltigen Analgetika zweckmäßig.

● Das Laryngoskop soll in die linke Hand genommen werden (manche Linkshänder haben ihre eigenen Laryngoskope mit anderer Form, bei ihnen kehren sich die Seitenempfehlungen natürlich um).

● Die Zunge muß auf den Spatel nach links aufgeladen werden.

● Die Spitze des Spatels soll nun zwischen Kehldeckel und Zungengrund vorgeschoben werden.

● Bei Früh- und Neugeborenen sowie bei Säuglingen sollte ein gerader Spatel nach Forregger Größe 0 verwendet und der Kehldeckel auf diesen aufgeladen werden.

● Jetzt wird das Laryngoskop in Richtung der Nasenspitze des Patienten bewegt; damit wird, ohne zu hebeln (Zähne könnten abbrechen), der Blick auf die Trachea zwischen den Stimmbändern frei.

● Nun wird der Tubus in die Luftröhre eingeführt und aufgeblockt, es darf bei der Beatmung keine Luft neben dem Tubus ausströmen. Bei Aspirationsgefahr ist **kurzfristig** der Druck der Blockung zu erhöhen.

● Der Tubus sollte nun von Hand festgehalten werden und das Atemgeräusch mit dem Stethoskop auf Seitengleichheit kontrolliert werden. Zunächst ist über dem Magen zu auskultieren, da sich Fehllagen des Tubus in der Speiseröhre so feststellen lassen. Ist das Atemgeräusch seitenungleich, so muß der Tubus zurückgezogen werden (meist wird rechts in den Hauptbronchus intubiert), bis der Patient seitengleich beatmet ist.
Differentialdiagnostisch ist auch an andere Ursachen, z. B. einen Pneumothorax, zu denken.

● Zuletzt ist der Tubus festzulegen. Das geschieht am besten mit Hilfe eines Güdeltubus (Beißschutz) und Pflaster oder einem speziellen Tubusschutz (intub aid®).

● Wenn es absehbar ist, daß ein Patient über mehr als 1–2 Tage beatmet werden muß und es sich nicht zwangsläufig um eine Blitzintubation handelt, kann die **nasotracheale Intubation** blind oder unter Sicht angewendet werden.

- Nach Lokalanästhesie der Schleimhäute durch Xylocain-Gel oder auch -Spray soll der Tubus in ein Nasenloch gerade und nicht nach oben eingeführt werden. Wenn der vor der Pharynxwand, welche unter Sicht mit dem Laryngoskop beobachtet wird, erscheint, wird er mit der Magill- oder Kornzange abseits der Blockung gefaßt und in die Luftröhre vorgeschoben.

- Bei der sogenannten „blinden" nasotrachealen Intubation wird nach Einführen des Tubus durch die Nase die Orientierung der Atemstrom sein, mit dessen Hilfe man den Tubus bei gebeugtem Kopf in die Luftröhre vorschiebt. Dies ist die Methode der Wahl bei Schwellungen des Oropharynx (Mundrachenraumes) vor Durchführung einer Notfalltracheotomie.

3.3.3 Operative Freilegung der Atemwege

Die Tracheotomie ist keine primäre Notfallmaßnahme. Bei perforierenden Verletzungen von Kehlkopf oder Luftröhre mit Abriß, Kehlkopftumoren oder akuten Schwellungszuständen können sie jedoch lebensrettend sein. Auch können Hindernisse bei der Intubation so schwere Ausmaße annehmen, daß der Einsatz anderer Maßnahmen dann nicht verzögert werden darf. Es stehen mehrere Methoden zur Verfügung:

- Punktion der Trachea mit mehreren großlumigen Strauß-Kanülen. Dies findet seine Anwendung vor allem bei Kindern und kann auch bei Sauerstoffzufuhr nur ein Notbehelf sein.

- Punktion der Trachea mit standardisierten Nottracheotomie-Sets zur operativen Freilegung der Atemwege (z. B. Nu-Trake®) als einfach zu erlernende Notfallmaßnahme ohne Gefahr einer erheblichen Traumatisierung.

- Durchführung einer Koniotomie mit querem Hautschnitt und Längsspaltung des Ligamentum conicum am Kehlkopf ist eine einfache Notfallmaßnahme, es sind jedoch Blutungen aus arteriellen Gefäßen und Kehlkopfverletzungen möglich.

- Im Notarztdienst sollte sowohl ausstattungsmäßig als auch ausbildungsmäßig eine Tracheotomie im Notfall möglich sein. Nach Legen von Haltefäden werden 3. und 4. Trachealring durchtrennt (nach Querinzision der Haut). Die Inzision wird zwischen 2. und 3., sowie zwischen 4. und 5. Trachealring nach außen erweitert. Danach Abstopfen um die Tracheotomiewunde herum zur Blutstillung. Resezierende Maßnahmen sind zu unterlassen. Jeglicher Eingriff dieser Art ist nach Einführung eines Tubus in die Luftröhre, der sicheren Fixation und der Blutstillung abzubrechen, die weitere Versorgung muß unter klinischen Bedingungen erfolgen.

3.3.4 Beatmung im Notfall

- Wer intubiert ist, wird auch beatmet!
  Ausnahme ist die Entwöhnungsphase vom Beatmungsgerät.

- Die Einstellung des Beatmungsgerätes sollte eine Atemfrequenz von 12–14 Atemzügen pro Minute, ein Atemhubvolumen von 10–15 ml/kg Körpergewicht und eine Sauerstoffzumischung von mindestens 50% O_2 vorsehen. Die Modifizierung dieser Parameter geschieht in Abhängigkeit von der Blutgasanalyse. Es wird im Notfall in der Regel kontrolliert beatmet, da die meisten transportablen Geräte eine Triggerung zur assistierten Beatmung nicht zulassen. Im Problemfall sollte großzügig vom Beatmungsbeutel Gebrauch gemacht werden unter Hinzunahme von Sauerstoff und PEEP-Ventil.

- Soll eine Mehrbelüftung (**Hyperventilation**) durchgeführt werden, etwa bei Schädel-Hirn-Trauma, werden Atemfrequenz und -zugvolumen entsprechend erhöht. Baldmöglich ist eine Blutgasanalyse durchzuführen.

- **Notfallrespiratoren** werden in Kopfnähe des Patienten, am besten unter der Auflage am Kopfende, die dazugehörenden Sauerstoff-Flaschen zwischen den Beinen des Patienten auf der Trage gelagert.

Bei Notfallpatienten sollte möglichst mit positiven endexspiratorischen Drucken gearbeitet werden (PEEP um 3–4 cm H_2O). Pulmale Folgeschäden nach traumatischen Ereignissen werden verhindert. Bei Schädel-Hirn-Trauma muß dies primär mit einer Oberkörperhochlagerung verbunden werden, um den zerebralen Perfusionsdruck nicht zu vermindern.

Transportsysteme für Notfallpatienten mit festen Plätzen für Monitorüberwachung und Notfallrespirator sind in der Entwicklung.

Bei internistischen Krankheitsbildern kann PEEP ebenfalls von Vorteil sein. Kollaps von Lungenbläschen bei Pneumonien oder Druck auf das Lungeninterstitium bei der Linksherzdekompensation wirken dem Pathomechanismus der Erkankung entgegen.

Entsprechende Ventile sind für Beutelatmung und Notfallrespiratoren gleichermaßen geeignet (nur etwa bis 10 cm H_2O zuverlässig, Achtung bei Verlegungstransporten von Patienten mit PEEP > 10!).

3.4 Spezielle Ursachen und Therapie

Je nach Lokalisation kennen wir verschiedene Ursachen von Atemnot.

- **Erkankungen mit Verlegung der Atemwege**
- **Störungen des zentralen Nervensystems**
- **Störungen der Nervenleitung oder der Muskulatur**
- **Störungen der Brustkorbstabilität**
- **Störungen an der Lunge**
- **Ertrinken**

3.4.1 Erkrankungen mit Verlegung der Atemwege

Damit wird die Behinderung des Atemstromes durch ein mechanisches Hindernis in Rachen, Kehlkopf oder Luftröhre bezeichnet.

Die **Verlegung der oberen Atemwege** durch das Zurücksinken der Zunge, Blut oder Erbrochenes ist eine der häufigsten Störungen der Atmung. Ursachen sind meist Einschränkung der Bewußtseinslage (s. a. Kap. 2) mit Einschränkung der Schutzreflexe, aber auch schwere Verletzungen. Der **Bolustod** bedroht vorwiegend Patienten mit leichter Alkoholvergiftung, welche im Heißhunger zu große Bissen nicht mehr herunterwürgen, aber auch nicht aushusten können, sowie Patienten mit Schluckstörungen (z. B. nach Apoplex). Rechtzeitige Extraktion mit der Magill-Zange ist die Behandlung der Wahl. Kinder aspirieren Fremdkörper gelegentlich in den Tracheobronchialbaum (auch Zahnaspiration nach Trauma bei allen Altersgruppen möglich). Hier kann nur in der Klinik mit Hilfe der starren Bronchoskopie geholfen werden. Nicht selten steckt ein Fremdkörper jedoch in der Speiseröhre und drückt von hinten den membranösen Teil der Luftröhre derart zusammen, daß ebenfalls Stridor und Luftnot entstehen können; die Extraktion aus der Speiseröhre ist meist nicht schwer.

Reaktionen auf Insektenstiche oder auf Histamin (nach Genuß von Muscheln oder Thunfisch) können zum völligen Anschwellen des Zungengrundes oder der Schleimhäute im Bereich der oberen Luftwege führen. Die hochdosierte Kortikosteroidtherapie auch in Verbindung mit Kalzium und Antihistaminika muß intravenös verabreicht werden. Ein anaphylaktischer Schock (s. a. 1.1.2.3 und 3.3.3) ist möglich.

Eine Schwellung des Zungengrundes tritt beim eher seltenen **Quincke-Ödem** auf. Die Ursache für diese teigige Schwellung ist nicht immer klar zu differenzieren, hat aber bei manchen Patienten einen Plasmaproteinmangel (C_1-Esterase-Inhibitor) als Ursache. Wenn die Therapie mit Kortikosteroiden, Kalzium (!) und Antihistaminika nicht erfolgreich ist, sollte in der Klinik ein Therapieversuch mit dieser Substanz erfolgen, die in allen an Kliniken stationierten Notfalldepots der Apotheken bevorratet wird. Zuvor ist eine Plasmaprobe des Patienten zur Laboranalyse zu asservieren.

Folgende Erkrankungen finden sich meist bei Kindern:

- **Fremdkörperaspiration**

- **Pseudokrupp** wird die akut beginnende Einengung durch Schleimhautschwellung in Kehlkopf und Trachea genannt, besser stenosierende Laryngotracheitis. Im Rahmen eines leichten Virusinfektes oder bei Masern ist diese Erkrankung am häufigsten. Besonders betroffen sind männliche **Säuglinge und Kleinkinder**. Diphtherie als Ursache eines Krupp (1.–3. Lebensjahr) ist in Nordeuropa kaum noch zu finden (Beläge, stimmlose Sprache).

Stadium I   Heiserkeit, bellender Husten
Stadium II   Zunehmender Stridor
Stadium III   Tachykardie, Unruhe, Schweißigkeit
Stadium IV   Zyanose, zunehmende Bewußtlosigkeit
               Die Ruhe in diesem Stadium ist trügerisch!
               Das Kind droht zu ersticken

- **Akute Epiglottitis** ist unbedingt davon zu unterscheiden, da hier andere therapeutische Konsequenzen zu ziehen sind. Ohne Heiserkeit, aber mit kloßiger Sprache und

Schluckbeschwerden tritt ein hochfieberhaftes Krankheitsbild bei 3–6jährigen Kindern mit Bildung von Phlegmonen des Kehldeckels und der aryepiglottischen Falten auf. Erreger ist meist das Bakterium Haemophilus influenzae. Bei Erwachsenen und älteren Kindern können derartige Krankheitsbilder nicht nur durch bakterielle, sondern auch durch Virusinfekte hervorgerufen werden.

Therapie:
Da alle Stadien des Krupp auch spontan ausheilen können, andererseits aber auch eine drastische Verschlimmerung und sogar der Tod durch Ersticken auftreten können, ist eine Klinikaufnahme spätestens ab Stadium II anzuraten.

- 50–100 mg Prednisolon-Äquivalent rektal, alle 1–3 Stunden wiederholen.
- Verabreichung von sympathomimetischen und kortikosteroidhaltigen Aerosolen in Atemruhelage und bei leichter Inspiration.
- Sedierung möglichst nur mit Promethazin-Tropfen.
- Inhalation von kühl-feuchter Luft, besser
- Inhalation von 1 ml 2,25% Micronefrin auf 7 ml Aqua dest. über Maske (Fa. Bird) oder mit Respirator.
- Schleimlösende Medikamente verabreichen.
- Bei Epiglottitis zusätzlich Antibiotika, z. B. Ampicillin.

Nasenbluten kann bei Bewußtlosigkeit auch zur Verlegung der Atemwege führen (s. a. 1.1.1.2). Mittel der ersten Hilfe ist das Zusammendrücken der Nasenwände mit der Hand in aufrechter Position. Blutungen aus dem vorderen Nasenteil erfordern dann nur noch selten Elektrokoagulation oder Tamponade. Bei Blutungen aus dem hinteren Nasenteil muß eine hintere Nasentamponade, z. B. auch mit Hilfe von Blasenkathetern mit Blockung erfolgen; die Grunderkrankung ist zu behandeln (Bluthochdruck, Oslersche Krankheit, Gerinnungsstörungen).

3.4.2 Störungen des zentralen Nervensystems

Bei Störungen des zentralen Nervensystems, welche unter dem Leitsymptom der Bewußtlosigkeit auftreten, tritt mit zunehmender Verschlechterung der Bewußtseinslage bei traumatischen und nicht traumatischen Ereignissen (s. a. Kap. 2) auch eine Ateminsuffizienz auf. Die Ursache liegt entweder in einer Schädigung des Atemzentrums oder in zunehmendem Hirndruck. Zwei Hauptgefahren lauern, nämlich

- die **Aspiration,** besonders häufig bei Subarachnoidalblutungen und exogenen Intoxikationen (s. 2.2.2);

- der **Atemstillstand** infolge der Grunderkrankung oder Intoxikation.

Beides zieht zunächst die Konsequenz der unspezifischen Notfalltherapie nach sich und die Notwendigkeit der schnellstmöglichen Diagnostik durch neurologische Untersuchung, Röntgen- (CT!) und toxikologische Untersuchungen.

Eine intrakranielle Drucksteigerung wird häufiger unter dem Leitsymptom Bewußtlosigkeit gesehen als unter dem Leitbild der Atemnot bei Schädigung des Atemzentrums.

Ein Hirndruck (s. 1.2.1) kann nur durch kontrollierte Beatmung mit Hyperventilation und zunächst ohne PEEP gesenkt werden, Oberkörperhochlagerung ist sehr hilfreich, die Gabe von Kortikosteroiden in höherer Dosierung umstritten. Bei Ausfällen des Atemzentrums geht die Hypoventilation der Bewußtlosigkeit meist voraus und erfordert schnelle Hilfe durch Intubation und Beatmung. Je nach Ursache (Hirnstamminfarkt, hoher Querschnitt, entzündliche Ursachen) sind die Aussichten auf eine spätere ausreichende Eigenatmung unterschiedlich, im Notfall jedoch nicht endgültig vorherzusehen. Daher gehen vital stabilisierende Maßnahmen immer vor!

3.4.3 Störungen der Nervenleitung oder der Muskulatur

Die nervliche Leitung der Atemimpulse aus dem Atemzentrum des Gehirns und ihre Rückmeldung durch Dehnungsrezeptoren oder Chemorezeptoren in Lunge und Blutbahn ist ein komplexes Geschehen und kann vielfältig gestört sein.

Mangelnde Fortleitung an das motorische Neuron der Vorderhörner ist durch Viruserkrankungen wie **Poliomyelitis** (auch zentrale Form) oder Polyradikuloneuritiden, wie **Guillan-Barré-Syndrom** (Autoimmunprozeß?), bedingt und führt zu langsam zunehmender Ateminsuffizienz, zunehmend schwächerer Atemexkursion, kraftlosem Hustenstoß und Hinzutreten von Lungenentzündungen. Derartige Krankheiten können kausal nicht behandelt werden; gelingt es jedoch, die Patienten durch Beatmungstherapie, parenterale oder enterale Ernährung, vor Komplikationen zu bewahren, kommt es in der Regel zur erfolgreichen Abwehr der meist viralen Erreger und zur weitgehenden Ausheilung. Bei **Polyneuropathien,** z. B. durch Diabetes mellitus kann ebenfalls der Atemantrieb behindert sein, Ausfälle eines oder beider Phrenikusnerven, welche die Zwerchfelle innervieren, kann zu schwerer, langsam progredienter Ateminsuffizienz führen.

Die mangelnde Übertragung der Nervenimpulse auf die Muskulatur führt bei der **Lebensmittelvergiftung** als sogenannter Botulismus zu einem charakteristischen und für die Notfallmedizin wichtigen Krankheitsbild mit Sehstörungen wie Doppeltsehen, Schluckschwierigkeiten und zunehmender Atemlähmung 18–96 Stunden nach Aufnahme von Botulismus-Toxin aus Gemüsekonserven, Schinken oder Fisch; Ursache ist ungenügendes Erhitzen beim Verarbeiten oder Räuchern der Produkte. Sofortige Zuführung von Botulismus-Antitoxin aus einem Notfalldepot kann lebensrettend sein, ansonsten bleibt nur Langzeitbeatmung und Darmstimulation. Ein weiteres, durch muskuläre Schwäche bedingtes Krankheitsbild ist die sogenannte **Myasthenia gravis,** bei der es durch einen Mangel des Überträgerstoffes Acetylcholin an der muskulären Seite der Erregungsübertragung zu zunehmender Schwäche und Ateminsuffizienz kommen kann. Hier ist symptomatische Behandlung oft das einzige Mittel.

Eine Form der Ateminsuffizienz durch Überaktivität der Muskulatur ist durch den Wundstarrkrampf, **Tetanus,** bedingt. Anspannen der Kiefer- und Gesichtsmuskulatur und das Einsetzen tonisch-klonischer muskulärer, nicht zentral ausgelöster, Krämpfe kann sogar die Intubation ohne Relaxation, z. B. mit Succinylcholin, unmöglich und eine kontrollierte Beatmung unter Dauerrelaxation notwendig machen. Weitere Maßnahmen sind die Säuberung von Wunden, Gabe von Antibiotika und Antitoxin.

Bei Ursachen der Ateminsuffizienz, die in Nervenleitung oder muskulärer Antwort ihre Ursache haben, bleibt oft nur die unspezifische, d. h. allgemeine Therapie der Ateminsuffizienz.

3.4.4 Störung der Brustkorbstabilität

Dies ist immer durch traumatische Ereignisse bedingt (s. a. 1.2.2) und erfordert zumeist schnelle und entschlossene Hilfe.

Bei der Rippenserienfraktur kommt es **bei Fraktur von mindestens zwei benachbarten Rippen an mindestens zwei Stellen** zu den Zeichen der **instabilen Thoraxwand** mit Einziehung während der Einatmung und Ausbuchtung der Thoraxwand während der Ausatmung. Diese sogenannte **paradoxe Atmung** führt zu ineffektiver Atmung, der sogenannten Pendelatmung, bei der Luft von einer Lunge in die andere geatmet wird. Da eine äußere Schienung zuverlässig nur operativ zu erreichen ist, wird bei instabilem Thorax meist eine **„innere Schienung"** mit Hilfe der kontrollierten Beatmung durchgeführt. Das ist auch von Vorteil, da in diesen Fällen mit einer Lungenkontusion zu rechnen ist.

3.4.4.1 Pneumothorax

Es kommt hierbei durch Eindringen von Luft in den Rippenfellspalt, in dem normalerweise ein Vakuum herrscht, zum Zusammenfallen einer oder selten auch beider Lungen **mit Druckausgleich nach außen.**

Plötzlich einsetzende Luftnot, Hustenreiz, flache Atmung und Klopfschall wie auf Holzschachtel (hypersonor) deuten auf den Pneumothorax hin. Ursachen sind Verletzungen der Brustwand von außen (Messerstich, Schußverletzung) oder – spontan auftretend – von innen (geplatzte Lungenbläschen).

3.4.4.2 Spannungspneumothorax

Kommt es in der Situation eines Pneumothorax **nicht zum Druckausgleich nach außen,** so wird bei jedem Atemzug, bei jeder neuen Abgabe von Luft aus dem Beatmungsbeutel oder Beatmungsgerät der Überdruck im Rippenfellspalt erhöht, es resultiert rasch ein **lebensbedrohliches Krankheitsbild mit Vernichtungsgefühl, Todesangst und Kreislaufinstabilität!**

3.4.4.3 Pleuraerguß

Gelegentlich kann ein Erguß im Rippenfell zu so akuter Atemnot führen, daß er entgegen der sonstigen Gewohnheit mit Hilfe einer Drainage entleert werden muß.

Das ist selbstverständlich immer dann der Fall, wenn er aus größeren Mengen Blut im Rahmen eines Traumas (s. a. 1.2.2) besteht, aber kann auch dann indiziert sein, wenn eine erhebliche Ateminsuffizienz besteht, die mit konservativen Mitteln nicht beherrscht werden kann, z. B. bei
● schwerer Rechtsherzinsuffizienz
● Malignom (Mesotheliom, Kaposi-Sarkom)
● Tuberkulose
● Empyem (Eiterbildung)

3.4.4.4 Thoraxdrainage

Therapie der Wahl ist in diesen Fällen die Anlage einer Thoraxdrainage, bei Spannungspneumothorax aber mindestens die Umwandlung in einen einfachen Pneumothorax durch Thoraxpunktion mit einer großlumigen Venenpunktionskanüle. Nach Entfernung der Metallseele soll sie durch einen Ventilmechanismus, z. B. aus dem mit einem Loch versehenen Finger eines sterilen Gummihandschuhs, versehen werden. Das Legen einer Thoraxdrainage gehört zu den wenigen operativen Eingriffen, die in der Notfallmedizin auch vor Ort verfügbar sein müssen.

Benötigt werden:
● Thoraxdrainage
● sterile Handschuhe
● sterile Abdeckung
● Lokalanästhesie
  5–10 ml 2% Lidocain
  (besser Xylonest®)
● Skalpell
● Heimlich-Ventil
● leistungsfähige Absauganlage (!)
● Verbindungsschläuche mit Y-Stück
● nicht resorbierbares Nahtmaterial mit Nadel
● Nadelhalter
● Verbandmaterial

In Höhe des 4. bis 5. Zwischenrippenraumes wird an der Kreuzung mit der mittleren Axillarlinie nach Lokalanästhesie und Probepunktion mit kleiner Kanüle (zur Überprüfung der Verdachtsdiagnose) nach Stichinzision die Thoraxdrainage (Technik nach Bülau) vorgeschoben. Sobald der Widerstand der Thoraxwand nachläßt, soll der Metallkern der Drainage zurückgezogen werden und gegenläufig nur noch die weiche

Drainage vorgeschoben werden. Durch vorherige Perkussion und Auskultation ist eine Organverletzung, z. B. der Leber, zu verhüten; im Zweifel eher einen Interkostalraum höher wählen. Danach Fixation mit einer Tabaksbeutelnaht und Abdecken mit luftundurchlässigem Verband. Einstellen des Soges auf 100 cm H_2O. Auskultatorisch sollte nun ein seitengleiches Atemgeräusch nachzuweisen sein. Weitere Drainagetechniken, z. B. nach Monaldi, sind im akuten Notfall meist nicht erforderlich.

3.4.5 Störungen an der Lunge und den Bronchien

Die Störung des Gasaustausches in den Lungen kann ihre Ursache in einer Lungenerkrankung, einer Lungenverletzung oder in sekundären Auswirkungen durch Versagen anderer Organe, wie zum Beispiel dem kardialen Lungenödem, haben. Auch nicht kardiale Ursachen können zur sekundären Miterkrankung der Lunge führen, wie z. B. das nicht kardiale Lungenödem nach traumatischen Ereignissen oder durch exogene Noxen (Inhalationsvergiftung mit toxischen Gasen, Ledersprays u. a.).

3.4.5.1 Asthma bronchiale

In allen Lebensaltersstufen kann ein Asthmaanfall als Verschlimmerung einer chronischen Bronchitis oder auch eines allergischen Geschehens auftreten. Ein Neuauftreten im hohen Alter ist jedoch äußerst selten und sollte differentialdiagnostisch immer auch an ein Lungenödem denken lassen. Meist im Rahmen eines Infektes kommt es zu

- Verengung der kleinen Bronchien
- Bildung eines zähen Schleimes in größeren Mengen
  und als Folge zu
- Überblähung der Lungenbläschen (Air trapping)
- mit Sauerstoffmangel und Kohlendioxidanstieg im Blut.

Charakteristisch ist die Einnahme einer Kutscherhaltung durch den Patienten (**„Die Luft geht nicht raus"**); er sitzt mit gespreizten Beinen unter Aufstützen der Arme gebeugt da, um seine Atemhilfsmuskulatur benützen zu können. Die Lippen sind wie zum Pfeifen gespitzt, dadurch kann der Ausatemwiderstand erhöht und die Luft besser abgeatmet werden.

Bei Benutzung des Stethoskopes können trockene Rasselgeräusche

- Giemen
- Pfeifen
- Brummen
  gehört werden.

Vor Hinzuziehen des Notarztes hat der Patient zumeist inhalative Beta-Sympathomimetika (Fenoterol) oder Kortikosteroide zuvor selbst versucht, die im Anfall allerdings kaum den Ort des Geschehens an den kleinen Bronchien erreichen können.

Daher ist die Notfalltherapie dann in der Regel auf intravenöse Verabreichung angewiesen.

Therapeutisch werden folgende Medikamente eingesetzt:
- Sauerstoff unter Beobachtung
- Kortikosteroide, z. B. Methylprednisolon bis 250 mg
- Theophyllin 0,24–0,48 g i. v.
- Sympathomimetika wie Terbutalin 0,25–0,5 mg subkutan, im Status auch vorsichtig i. v.
  Der Status kann gelegentlich durch die Gabe von Adrenalin 0,01–0,04 mg, verdünnt sehr langsam nach Wirkung verabreicht, durchbrochen werden
- Schleimlösende Substanzen, z. B. Ambroxol (Sonderampullarium)
- Sedierung mit Ketamin oder Promethazin
- wenn keine Besserung zu erreichen ist, sollte eine Infusionstherapie eingeleitet werden (s. a. 7.2.3).
- bei lebensbedrohlicher Atemnot mit Bewußtlosigkeit Intubation und Ausspülen der Luftwege mit einer Lösung aus 1 000 mg Methylprednisolon und 300 ml NaCl 0,9% (wiederholbar)
- Inhalationsbehandlung

3.4.5.2 Lungenödem

Bei Lungenödem unterscheiden wir das kardiale und das nicht kardiale Lungenödem. Das kardiale Lungenödem ist das am weitaus häufigsten in der Notfallmedizin beobachtete. Durch zunehmende Herzschwäche des linken Herzens kommt es zur Einlagerung von Flüssigkeit in das Lungengewebe zwischen Gefäßen und Lungenbläschen (interstitielles oder Prälungenödem) und später zum Austritt von Flüssigkeit in die Lungenbläschen (alveoläres oder manifestes Lungenödem).

Häufig sind ein oder mehrere **Herzinfarkte** vorausgegangen, ein **Herzmuskelleiden** oder **Herzklappenfehler** bekannt.

Die Patienten nehmen eine aufrechte Körperhaltung ein **(Orthopnoe)** oder liegen mit erhöhtem Oberkörper im Bett („Die Kissen reichen nicht mehr aus"). **Erhöhte Atemfrequenz, Zyanose und feuchte Rasselgeräusche** führen zur Diagnose. Die Ausatmungsphase ist verlängert und bei langsam beginnender Linksherzschwäche, besonders bei Patienten mit Lungenüberblähung (z. B. langjährige Asthmatiker), kann der Eindruck eines Asthmaanfalles entstehen (trockene Rasselgeräusche); fragt man die meist älteren Patienten jedoch, ob diese Qualität der Luftnot das erste Mal auftrete, erhält man meist den entscheidenden Hinweis. Die Erstmanifestation eines Asthma bronchiale im höheren Lebensalter ist eher selten.

Die Notfalltherapie des kardialen Lungenödems besteht aus
- halbsitzender oder sitzender Lagerung
- Sauerstoff 4 l/min
- Stauung der Arme und Beine mit Blutdruckmanschetten über dem diastolischen, aber unter dem systolischen Blutdruck
- Nitroglyzerin-Spray, dann auch als Dauerinfusion = unblutiger Aderlaß

- hochdosiert Furosemid, eventuell als Dauerinfusion
- eventuell Digitalis
- Förderung der Nierendurchblutung mit Dopamin
- bei zu niedrigem Blutdruck Infusion von Katecholaminen, z.B. Dobutamin
- vorsichtige Sedierung, z.B. mit Promethazin
- bei Versagen dieser Methoden Überdruckbeatmung mit PEEP
- nur bei anurischen Patienten, z.B. bei Dialysepatienten nach Genuß von zuviel Flüssigkeit, blutiger Aderlaß, möglichst als Blutkonserve, die später wieder transfundiert werden kann

Das toxische Lungenödem ist davon klinisch kaum zu unterscheiden. Die Ursache ist jedoch nicht eine Herzschwäche, sondern

- Inhalation toxischer Gase (s. a. 5.2.1)
  - Salzsäuredämpfe nach Kombination von Haushalts- und WC-Reinigern
  - Lederimprägniersprays
  - Einsatz von chemischen Kampfstoffen
  - Industrieunfälle
  - Brandgase

Ursache ist eine Schädigung der oberflächenaktiven Substanzen in der Lunge (Surfactant), welche die Lungenbläschen offenhalten.

Das Auftreten eines Lungenödems, bei jungen Leuten oder bei mehreren Personen gehäuft, sollte an derartige Ursachen denken lassen.

Therapeutisch und prophylaktisch (Brandgase!) werden inhalativ Kortikosteroide eingesetzt, z.B. Dexamethason-Spray 8×2 Hübe à 0,125 mg/Tag (Verabreichung eines Aerosols s. 7.1.10).

Von der Linksherzinsuffizienz zu unterscheiden ist die Ausbildung von Rippenfellergüssen (durch Rechtsherzinsuffizienz, Tumoren), die ebenfalls die Atmung sehr erschweren können (s. a. 3.4.4.3). Ohne Auftreten von Rasselgeräuschen kommt es zur Ausbildung von Luftnot, der Klopfschall über dem Areal ist gedämpft (Schenkelschall), das Atemgeräusch deutlich abgeschwächt.

Therapie:
- Diuretika, z.B. Furosemid
- eventuell Digitalis, z.B. Digoxin
- nur sehr selten Akutentlastung durch Thoraxdrainage

3.4.5.3 Lungenarterienembolie

Plötzliche thorakale Schmerzen, mit heftigster Luftnot verbunden, können auf eine **Lungenarterienembolie** hindeuten. Hierbei kommt es zur Verstopfung einer Lungenarterie nach Ablösung eines Gerinnsels aus einer Thrombose, d.h. einer Gerinnselbildung, meist der tiefen Bein- und Beckenvenen.

- Kurz zurückliegende Operation in Allgemeinnarkose
- bekannte Thrombosen der Beine
- lange Immobilisation
- Brüche mit Gipsanlage
- Lähmungen
- längeres Verharren in bestimmten Positionen, z. B. beruflich bedingt oder nach Flugreisen
- kurz zurückliegende Entbindung
- Mangel des Plasmaproteins AT III/Protein C
- bei anamnestischen Angaben wie
  - plötzlicher Beginn heftigster thorakaler Schmerzen
  - sofortiger Beginn von Luftnot
  - Tachykardie
  - niedriger Blutdruck
  - eventuell Reibegeräusche über dem Lungenareal

sollten an eine mögliche Lungenarterienembolie denken lassen.

Therapeutisch sollte neben den unspezifischen Maßnahmen zur Behandlung von Atemnot eine fulminante Lungenarterienembolie spätestens dann operativ versorgt werden, wenn Intubation und Beatmung notwendig sind. Allenfalls unter Reanimationsbedingungen außerhalb der Klinik oder bei sehr stabilen Verhältnissen unter Katecholamingabe und Nitroglyzerin-Infusion kann eine Streptokinase-Auflösung des Gerinnsels versucht werden. Eine Lungenembolie mit unkompliziertem Verlauf erfordert die Gabe von Heparin als Dauerinfusion und die schnellstmögliche Diagnostik der Emboliequelle (Gefahr der erneuten Embolie!). Die schwere Schmerzsymptomatik kann den Einsatz von morphinartigen Analgetika erfordern.

3.4.5.4 Lungenentzündung

Bei **allmählich einsetzender Atemnot** in Verbindung mit **Fieber, Tachykardie** und **warmschweißiger Haut** muß an eine Lungenentzündung gedacht werden.

- Grobblasige Rasselgeräusche über einem Lungenbezirk
- Schonatmung bei Schmerzen am Rippenfell
- Produktion von eitrigem Auswurf
- bei Säuglingen Trinkschwäche

erhärten den Verdacht. Ursachen sind meist Bakterien (Alkoholkranke, alte Menschen), Viren (junge Menschen), Pilze (Abwehrgeschwächte) oder Parasiten (Säuglinge, AIDS).

Als Notfalltherapie wird zunächst, insbesondere bei bewußtseinsgetrübten Patienten, ein Volumenmangel durch bilanzierte Infusionen beseitigt und unter Sauerstoffgabe mit schleimlösenden Substanzen, Inhalationen und Antibiotika nach Einleiten entsprechender Diagnostik behandelt.

3.4.5.5 Lungenkontusion

Nach stumpfem Thoraxtrauma, bemerkt oder unbemerkt, kann eine Lungenquetschung zur drastischen Einschränkung des Gasaustausches führen. Wenn ein Unfallmechanismus auf ein solches Ereignis hindeutet (Lenkradaufprall, Fenstersturz o. ä.), sollten bereits prophylaktische Maßnahmen ergriffen werden. Mit unterschiedlicher Latenz kommt es zu Luftnot, röntgenologisch zu sichtbarer Verschattung der Lungen. Das Krankheitsbild kann sich nach kurzer Zeit verselbständigen und zu einem akuten Lungenversagen mit vollständigem Zusammenbruch des Gasaustausches und zum Tod des Patienten führen (s. a. 1.2.2).

Therapeutisch ist die sofortige Intubation und Überdruckbeatmung mit PEEP sowie die hochdosierte Gabe von Kortikosteroiden bereits vor Ort einzuleiten. Diese Maßnahmen dürfen erst nach völliger Normalisierung der Lungenfunktion wieder beendet werden. Bei Polytraumatisierten ist Intubation und PEEP-Beatmung bereits vor Ort regelhaft zu fordern.

3.4.5.6 Akutes Lungenversagen

Der völlige Zusammenbruch der Gasaustauschfunktion tritt bei gewissen Risikofaktoren gehäuft auf. Er kann typischerweise bei
- Schock und Polytrauma
- Lungenkontusion
- Schädel-Hirn-Trauma
- Bauchspeicheldrüsenentzündung
- Sepsis
- Lungenentzündung
- Überwässerung
und vielem mehr entstehen. Ohne rechtzeitige Therapie kommt der Patient in den meisten Fällen zu Tode.

Die häufige Beobachtung dieses Krankheitsbildes führte zur Erkenntnis, daß das Lungenversagen durch sofortige Überdruckbeatmung mit PEEP bei den entsprechenden Risikopatienten, also gegebenenfalls an der Unfallstelle, verhindert werden kann.

3.4.6 Ertrinken

Ertrinken bedeutet das plötzliche Abgeschnittensein von jeglicher Luftzufuhr unter Wasser. Beim Ertrinken unterscheiden wir drei Arten des Ablaufes

- trockenes Ertrinken
- Süßwasserertrinken
- Salzwasserertrinken

> Davon abzugrenzen ist der Tod im Wasser, bei dem alle Arten eines plötzlichen Versagens vitaler Funktionen zu beoachten sind, z. B. durch

- Erfrieren
- Herzrhythmusstörungen
- Herzinfarkt
- Trauma
- Intoxikation (Alkohol!)
- Unterzuckerung

Beim Eintauchen ins Wasser wird zunächst jegliche Atmung vermieden; danach kommt es mit zunehmendem Sauerstoffmangel zu überstarker Einatmung, wenn nicht bei einem reflektorischen Spasmus der Stimmbänder vorher ein Herz-Kreislauf-Stillstand auftritt (trockenes Ertrinken). Das soll immerhin in 10–15% aller Ertrinkungsunfälle der Fall sein; die Patienten können nach Bergung und Intubation meist rasch reanimiert werden.

Im Süßwasser kommt es nach Einströmen in die Lungen zum Übertritt des aspirierten Wassers in die Blutbahn, da der osmotische Druck weit geringer als der von Blut ist. Folge davon ist eine zunehmende Quellung und Aufplatzen der roten Blutkörperchen mit

- Hämolyse mit Rotfärbung des Urins
- Hyperkaliämie
- Hyponatriämie
- Nierenversagen
- eventuell sekundärem Lungenödem
- Hirnödem

Nach erfolgreicher Reanimation unter den üblichen Gesichtspunkten nach der ABC-Regel sind weitere Überdruckbeatmung, Verbesserung der Urinausscheidung durch hochdosierte Diuretikagabe und Gabe von Kortikosteroiden noch vor Ort durchzuführen. Nötigenfalls muß in der Klinik eine Ultrafiltration und Hämodialyse eingeleitet werden. In Anbetracht schnell einsetzender und erheblicher Unterkühlung (s. a. 2.2.3.1) dürfen Reanimationsmaßnahmen nicht vorzeitig abgebrochen werden (Jargon: „Wer nicht warm (!) ist, ist auch nicht tot"). Die erhöhte Katecholaminempfindlichkeit des Herzens ist zu beachten.

Im Salzwasser kommt es nach Einstrom von Wasser in die Lungen durch dessen hohen osmotischen Druck (etwa 2–3% NaCl) zum Übertritt von Plasmawasser in die Lungen. Folgen sind
- Lungenödem
- Zeichen des Volumenmangels
- Elektrolytstörungen

Hier ist baldmöglich eine bilanzierte Infusionstherapie unter Kontrolle des zentralen Venendruckes einzuleiten, zunächst sind zum Volumenersatz kristalloide Lösungen zu verwenden. Auch unter Reanimation ist eine Volumengabe sinnvoll, obwohl ein Lungenödem vorliegt, welches mit Überdruckbeatmung und PEEP zu behandeln ist.

Bei beiden Formen des Ertrinkens, besonders aber beim Salzwasserertrinken, können die oberflächenaktiven Substanzen in der Lunge so schweren Schaden nehmen, daß Langzeitbeatmung erforderlich wird.

Abschließend sei noch darauf hingewiesen, daß neben den erwähnten lebensbedrohlichen Situationen im Wasser noch eine weitere auftreten kann, nämlich der sogenannte **Bergungstod.** Hierbei kommt es durch Beendigung der auftriebsbedingten Immersion (des Aufschwimmens) des Körpers bei Bergung einer im Wasser befindlichen Person in aufrechter Position zu Kreislaufschock und gelegentlich zum Sekundenherztod. Unterkühlung oder völlige Entkräftung können dann einen Reanimationserfolg unmöglich machen. Daher sollten besonders bewußtseinseingetrübte oder vermutlich unterkühlte Personen **in waagerechter Position,** d. h. mit Hilfe einer Trage, **aus dem Wasser geborgen** werden.

3.4.7 Hyperventilation

Als Zustand der subjektiv empfundenen Atemnot ist der Hyperventilation ein gewisser Krankheitswert zuzusprechen. Eine reale Gefährdung des Patienten liegt meist nicht vor. Allerdings ist es beschrieben, daß Patienten mit koronarer Herzerkrankung in einem willkürlich herbeigeführten Hyperventilationssyndrom zu Tode gekommen seien, da eine erhebliche Alkalose ischämische Herzmuskelreaktionen begünstigt.

Aus meist psychosomatischer Ursache, aber auch nach Genuß von Alkohol, Tabletten oder Drogen (Halluzinogene, Amphetamine) kommt es zu **unwillkürlich erhöhter Atemfrequenz** mit verminderter CO_2-Konzentration im Blut. Diese ungewohnte Stoffwechsellage, die Alkalose, führt nun zu erhöhter Kontraktionbereitschaft der Muskulatur mit
- Pfötchenstellung
- Schmerzsensationen im Brustkorb
- Kribbelmißempfindungen in Händen, Füßen und um den Mund herum
- voll reversibler Verminderung der freien Kalziumkonzentration im Serum

Ganz selten wird ein solches Krankheitsbild auch durch einen echten Kalziummangel verursacht, etwa nach operativer Entfernung der Epithelkörperchen neben der Schilddrüse. Dann nennt man es Tetanie.

Therapie:
- Rückatmung in ein Stück Kunststoffolie, die über Mund und Nase gehalten wird, beseitigt die zu niedrige CO_2-Konzentration im Blut. Da die Patienten aber subjektiv Luftnot empfinden, erwarten sie von professioneller Hilfe nicht das Aufsetzen einer Plastiktüte und geraten dann noch mehr in Panik. Wenn man diese Therapie anwendet, sollte man nicht in eine ganze Tüte rückatmen lassen, sondern aus der Tüte nur eine Mulde formen und über Mund und Nase legen.

- Daher sollte am besten Diazepam zur Dämpfung des Atemantriebes eingesetzt werden, nach einer kurzen Phase der Somnolenz kommt es rasch zur Normalisierung der Mißempfindungen.

4 Leitsymptom: Brustschmerz

4.1 Entstehung und Schmerzqualität

Der Brustkorb des Menschen beinhaltet die meisten lebenswichtigen Organe. Der Funktionsverbund von Herz, Lunge, großen Gefäßen und Bronchien läßt eine **Vielzahl potentieller Störungsquellen** erahnen. Wegen der zentralen Bedeutung dieser Funktionen und der kurzfristig möglichen vitalen Bedrohung müssen Schmerzsensationen im Bereich des Thorax möglichst sofort eingehend abgeklärt werden. Da der Laie ebensowenig wie ein Dispatcher in der Rettungsleitstelle die individuelle Gefährdung abschätzen kann, führt die Nennung dieses Stichwortes möglichst zur Alarmierung eines Notarztwagens. Folgerichtig ist es in städtischen Gebieten ganz weit mit oben an der Spitze von Notfallmeldungen. Grundsätzlich kann jedes funktionelle Arbeiten oder Zusammenarbeiten von Organen durch Schmerzen beeinträchtigt sein oder bei Beeinträchtigung Schmerzen verursachen, **zum Beispiel:**

- Verschluß eines Koronargefäßes: Herzinfarkt, Herzrhythmusstörungen
- Verschluß eines Lungengefäßastes: Lungenarterienembolie
- entzündliche Veränderungen an serösen Häuten:
  Rippenfell- oder Herzbeutelentzündung
- Verkrampfungen oder Geschwüre der Speiseröhre
- Einengung von Nerven in feinsten Knochenkanälen oder Entzündung: Wurzelreizsyndrome, Interkostalneuralgie
- Tumoren, Aneurysmata von thorakalen Gefäßen,
- andere, außerhalb des Brustkorbes liegende, Ursachen wie Magengeschwür, Gallenkolik
- Psychische Erkrankungen: Hyperventilation

Je eher eine Schmerzempfindung eine lokalisierte Ursache mit direkter Innervation besitzt, desto eher kann der Patient eine zur Diagnostik verläßliche Angabe machen. Ein Patient mit einer Rippenfraktur kann **auf den Punkt genau** die Stelle des maximalen Schmerzes angeben, auch bei sogenannten Brustwandsyndromen fehlt es nicht an gut lokalisierbaren Angaben. Nerval bedingte Schmerzzustände oder auch Zosterinfektionen (Gürtelrose) halten sich oft an **die klassischen Versorgungsgebiete** von Nerven oder Nervenwurzeln. Schwieriger sind Organschmerzsensationen einzuordnen; die Angaben werden bei der Pleuropneumonie schon weniger gut verwertbar sein. Noch größere **Schwierigkeiten bei der Lokalisation** sind bei Schmerzen zu erwarten, welche in den Thorax ausstrahlen und anderen Organen, wie z. B. der Gallenblase oder den Nieren, zuzuordnen sind.

Beim Herzinfarkt sind demgegenüber die thorakalen Schmerzen oft in ganz andere Körperregionen projiziert.

Oft steht der Begriff des Brustschmerzes nicht nur für Erkrankung oder Verletzung

eines Organs mit Schmerzprojektion, sondern auch für Unterversorgung oder
Überlastung im Rahmen von Regulationsstörungen, wie z. B. bei der Orthostase oder
der hypertensiven Krise.

4.2 Methoden zur Abklärung

Neben Notfallanamnese mit genauer Medikamentenanamnese (koronare Herzerkrankung, Herzrhythmusstörungen?) durch Angehörige oder den Patienten selbst, notfalls
durch Anruf beim Hausarzt, geben klinische Untersuchungen mit Messung der
Herzfrequenz (1 Min. auszählen, am besten kurze Ableitung am Monitor), Blutdruckmessung und Elektrokardiogramm, beim Schrittmacherträger auch die Funktionsprüfung des Gerätes, schnell Aufschluß über lebensbedrohliche Erkrankungen und sollten
im Schockraum eines Krankenhauses, besser aber bereits präklinisch durchgeführt
werden. Ein routiniertes Team benötigt dafür weniger als 10 Minuten.

4.2.1 Blutdruckmessung

Eine geeichte Blutdruckmanschette wird am Oberarm locker angelegt und nach Tasten
des Pulses in der Ellenbeuge und Auflegen des Stethoskopes an dieser Stelle bis etwa
20 mm Hg über den erwarteten Blutdruck aufgeblasen (Puls nun nicht mehr tastbar).
Das Manometer sollte sich etwa in Herzvorhofhöhe befinden. Dann wird am Ventil
langsam, etwa 5 mm Hg/Pulsschlag, abgelassen und der Druck bei Auftreten von
Geräuschen (Korotkow-Geräusche) registriert, der **systolische Blutdruck**. Bei deutli-
chem Leiserwerden (!), nicht beim völligen Verschwinden der Geräusche, ist **der
diastolische Blutdruck** zu erfassen. Bei Säuglingen und Neugeborenen wird eine
schmalere Kindermanschette so lange aufgepumpt, bis das Ärmchen abgeblaßt ist.
Danach kann beim langsamen Ablassen der systolische Blutdruck registriert werden,
wenn sich die Extremität plötzlich rötet (Flush-Methode, in der Klinik besser mit
Ultraschall).

Alter	Herzfrequenz (1/min)	Blutdruck (mm Hg)	
Neugeborene	140	Pulse gut tastbar	
Säuglinge	80–160	90 +/− 25 zu 60 +/− 10	
Kleinkinder	80–130	100 +/− 20 zu 65 +/− 10	
Schulkinder bis 10 J	70–110		
Schulkinder	64– 92	110 +/− 15 zu 70 +/− 10	
Erwachsene	60– 80	unter 140	zu unter 100

Bei sehr großem Armumfang (stark adipöse Patienten) oder bei Blutdruckmessung am
Bein (normalerweise etwa 20 mm Hg höher als am Arm), z. B. bei Verbrannten, müssen
dickere Manschetten eingesetzt werden oder die ermittelten Werte mit dem Umfang
der Extremität verrechnet werden.

Alter	Manschettenbreite
Säugling	
Kleinkind	4– 6 cm
bis 10 Jahre	8 cm
darüber	12 cm

4.2.2 Elektrokardiogramm

Diese Routinemethode kardiologischer Diagnostik wurde durch Verkleinerung von Geräten, Einbau von wiederaufladbaren Energieträgern und teilautomatisierten Ableitprogrammen eine leicht in der Notfallmedizin einsetzbare Technik. Der Wert dieser Methode liegt im schnellen **Nachweis von Herzinfarkten, Erregungsleitungsstörungen** und Abklärung der Genese von bereits nachgewiesenen **Herzrhythmusstörungen** (supraventrikuläre oder ventrikuläre Tachykardie?).

Anlage der Elektroden:

Extremitäten
rot   an rechten Arm
gelb   an linken Arm
grün   an linkes Bein
schwarz   an rechtes Bein
Bei amputierten Extremitäten am Stumpf, an der kontralateralen Extremität in gleicher Höhe.

Brustwand
	Koordinaten:
1	4. Zwischenrippenraum, rechts neben Brustbein
2	4. Zwischenrippenraum, links neben Brustbein
3	zwischen 2 und 4
4	5. Zwischenrippenraum, Mitte Schlüsselbein
5	5. Zwischenraum, Ende Schlüsselbein
6	5. Zwischenrippenraum, Mitte Achselhöhle

Dabei ist darauf zu achten, daß der Hautwiderstand überwunden wird, leichtes Reiben mit Schmirgelpapier (oft auf Rückseite von Einmalelektroden) und Verwendung von Kontaktgel sind zu empfehlen. Gegebenenfalls ist Brustbehaarung an den Klebepunkten vorher abzurasieren. Empfehlenswert ist die Verwendung von Einmalklebeelektroden, da sie am Patienten für genaue Verlaufsbeobachtungen belassen werden können.

Ableitungsgeschwindigkeit meist 50 mm/s!

4.2.2.1 Auswertung

Das Routine-EKG kann in der Notfallmedizin auf die aus diesen Punkten schaltbaren Ableitungen beschränkt werden. Auf einer Ableitung sollten sechs Herzaktionen zu sehen sein, die automatische Vermessung der Zeiten ist hilfreich, aber verzichtbar, eine automatische Diagnosehilfe sollte erst nach eingehender Prüfung verwendet werden, da sie gelegentlich zu nicht vertretbaren „Erkenntnissen" führt.

Hilfreiche Standardfragen zur Auswertung des EKGs sind folgende:
1. Regelmäßiger Rhythmus oder nicht?
2. Sinusrhythmus oder nicht?
3. Lagetyp?
   Indifferenz
   Rechtslage
   Linkslage
4. Zeiten normal?
   P   • bis 0,1 s
   PQ   • bis 0,2 s, ab 0,2 s
           AV-Block I
         • festes Verhältnis zu QRS,
           jedoch nicht alle P von QRS gefolgt,
           AV-Block II
         • kein festes Verhältnis zu QRS
           AV-Block III
   QRS   • bis 0,11 s, ab 0,11 s inkompletter,
                     ab 0,12 s kompletter Block
   QT   • frequenzabhängig, nur bei Elektrolytstörungen und
           Antiarrhythmikatherapie von Interesse
5. Formenanalyse
   Herzinfarkt?
         • Tiefes Q oder R-Verlust?
         • monophasische ST-Elevationen?
   Schenkelblock?
         • oberer Umschlagspunkt V1 > 0,035 s
           + QRS Verbreiterung Rechtsschenkelblock
         • oberer Umschlagspunkt V6 > 0,05 s
           + QRS Verbreiterung Linksschenkelblock
         • falls nicht zum Lagetyp passend, Verdacht auf bifaszikulären Block
6. Abweichungen vom Normalverlauf von kleiner 0,1 mV sind zu vernachlässigen

4.2.2.2 Rhythmusanalyse

Ein normales Routine-EKG ist zur Rhythmusanalyse nicht geeignet, bei nachgewiesenen Herzrhythmusstörungen aber hilfreich zur Differenzierung. Herzrhythmusstörungen werden am besten im Langzeit-EKG über 2–3 × 24 Stunden nachgewiesen, auch zusätzlich zur Monitorableitung, die jedoch zunächst im Akutfall das Mittel der Wahl darstellt. Die meisten Defibrillatoren erlauben bereits bei Aufsetzen der „Paddles" die Registrierung einer Monitor oder „Phantasieableitung". Sie ist zur Erkundung eines Sinusrhythmus, der Frequenzbestimmung und dem Erkennen von Kammerflattern, -

flimmern unverzichtbar und muß im Zweifelsfalle auch am Notfallort als erste Maßnahme unverzüglich durchgeführt werden (Frühdefibrillation s. a. 2.2.4.1).

- Bradykardie: Grundfrequenz unter 60/min
- Tachykardie: Grundfrequenz über 100/min

Nur das Kriterium des vorzeitigen Einfalles berechtigt, von Extrasystolen zu reden, ansonsten handelt es sich meist um Ersatzsystolen.

Bradykarde Herzrhythmusstörungen

Erregungsleitungsstörungen
- am Sinusknoten:
  SA-Block I   Im EKG nicht erkennbar
  SA-Block
    Typ I Wenckebach   zunehmende Leitungsstörung bis Leitungsabfall; PP-Intervall ist vor Ausfall kürzer als danach
    Typ II   Pausen mit Vielfachem des PP-Intervalls
    Typ III   nach Pause Knotenersatzrhythmus

- am Vorhof:
  oberer Knotenrhythmus   P negativ, vor QRS-Komplex
  mittlerer Knotenrhythmus   P nicht sichtbar
  unterer Knotenrhythmus   P negativ, folgt dem QRS-Komplex

- Am AV-Knoten:
  AV-Block I   verlängerte PQ-Zeit
  AV-Block II
    Typ I Wenckebach   zunehmende PQ-Zeit bis zum Ausfall
    Typ II Mobitz   gelegentlicher Ausfall der Überleitung mit normaler oder konstant verlängerter PQ-Zeit
  AV-Block III   unabhängiges Schlagen von Kammern und Vorhöfen

Tachykarde Herzrhythmusstörungen

- Vorhof:
  supraventrikuläre Extrasystolen   schlanker QRS-Komplex
                                      Grundrhythmus meist verschoben
  Vorhofflattern   P-Wellen regelmäßig
                                      Frequenz 220–350/min
                                      regelmäßige oder inkonstante Überleitung, daher absolute Arrhythmie möglich
  Vorhofflimmern   Vorhofflimmerwellen
                                      Frequenz 350–600/min
                                      absolute Arrhythmie

- Kammer:

ventrikuläre Extrasystolen	deformierter QRS-Komplex, Grundrhythmus meist nicht verschoben
Kammerflattern	regelmäßige Haarnadelwellen, hämodynamisch nicht wirksam
Kammerflimmern	unregelmäßige wogende Bewegungen der Kammeraktionen, hämodynamisch nicht wirksam

Bei Vergleich des Herzschlages mit dem Tasten des Pulses können Pulsausfälle bemerkt und das hämodynamische Ausmaß der Herzrhythmusstörung erkannt werden.

4.2.2.3 Herzschrittmacherprüfung

Der Herzschrittmacherträger kann trotz, wegen oder unabhängig vom Tragen des Gerätes in eine vital bedrohliche Situation geraten. Dann sollte immer eine außerplanmäßige Prüfung des Schrittmachergerätes erfolgen, die über die Gerätefunktion sichere Aussagen ermöglicht. Bei kardialer Beschwerdesymptomatik, insbesondere bei Verdacht auf einen Myokardinfarkt sollte allerdings auf eine magnetische Umschaltung zur starren Stimulationsprüfung verzichtet werden. Die notfallmäßige Untersuchung sollte folgendermaßen ablaufen.

1. Mit Hilfe des Schrittmacherausweises wird die Funktionsart des Schrittmachers nach dem internationalen 5 Buchstabencode ermittelt:
   - Position 1   Ort der Stimulation
     V Kammer
     A Vorhof
     D Vorhof und Kammer
   - Position 2   Ort des Sensing (Wahrnehmung der Eigenaktion)
     V Kammer
     A Vorhof
     D Vorhof und Kammer
     0 keine Wahrnehmung
   - Position 3   Arbeitsweise
     I inhibiert
     T getriggert
     D inhibiert und getriggert
     O keine Steuerung
   - Position 4   Programmierbarkeit
     P bis 2 Funktionen
     M 3 oder mehr Funktionen
     0 nicht programmierbar
   - Position 5   Tachyarrhythmiefunktion
     0 keine
     B Burst
     S Scanning

Ein weitverbreitetes Modell ist der klassische Schrittmacher mit der Elektrode in der Kammer des rechten Herzens mit der Doppelfunktion des Stimulierens und der Wahrnehmung. Dieses nicht programmierbare Gerät würde sich also in diesem Buchstabencode als VVI identifizieren.

2. Betrachtung des Ruhe- und Magnet-EKGs: Die Schrittmacheraktion sollte linksschenkelblockartig deformiert sein, bei Rechtsschenkelblock Verdacht auf Perforation.

3. Prüfung von Frequenz, Intervall (1/Frequenz), Impulsbreite, bei bifokalen Systemen auch des AV-Intervalls mit Hilfe eines Prüfgerätes.

4. Vergleich der Daten mit den Angaben im Schrittmacherausweis. Intervallzunahme oder Frequenzabnahme, aber auch Inkonstanz der Impulsbreite sollten an Batterieerschöpfung denken lassen.

5. Die differenzierte Messung von Daten programmierbarer Systeme oder gar die Umprogrammierung ist der Notfallmedizin aufgrund nicht einheitlicher Systeme verschlossen. Hier werden spezifische Unterschiede jedes einzelnen Herstellers, gelegentlich sogar jedes einzelnen Gerätes, über die schnelle Versorgung akut Kranker gestellt! Es bleibt die Verlegung des Patienten unter Notfallbedingungen in ein entsprechendes Zentrum, oder der örtliche Repräsentant (!) einer Firma muß mit einem entsprechenden Programmiergerät anreisen, gelegentlich dauert das mehrere Stunden. Eine gesetzliche Vorschrift muß wohl in diesem Dschungel für einheitliche Übertragungsnormen an diesen Geräten sorgen; dies ist bedauerlich im Zeitalter der Medizingeräte-Verordnung und der Normierung vieler Gegenstände des persönlichen Umganges.

6. Konsequenzen ziehen, falls notwendig, z. B. medikamentöse Behandlung tachykarder Herzrhythmusstörungen, Ersatz der Elektrostimulation durch medikamentöse Stimulation, Umprogrammierung, transvenöse Überbrückung oder Erneuerung des Systems beim **Exit-Block** (Schrittmacherstimuli werden nicht beantwortet). Beim **Entrance-Block** kann der Herzschrittmacher spontane Herzaktionen nicht mehr erkennen und schlägt dazwischen.

7. Jede Schrittmacherprüfung mit Datum im Ausweis vermerken.

> Bei Kammerflimmern oder -flattern und auch bei Asystolie kann der regelmäßige Schrittmacherspike einen Sinusrhythmus bei elektromechanischer Entkopplung vortäuschen. Dies gilt auch für teilautomatische Defibrillatoren!

Insgesamt ist das Tragen eines Herzschrittmachers beim Notfallpatienten eher als Sicherheitsfaktor zu werten, da technische Defekte der Systeme bei der Vielzahl von Schrittmacherträgern selten sind und bei Notfallsituationen ein Asystolieschutz besteht.

4.3 Allgemeine Therapie

Bei Thoraxschmerzen kann bereits eine **richtige Lagerung als erstes Mittel der Wah** hilfreich sein.

In der Regel wird der Patient bereits von alleine eine ihm angenehme Haltung annehmen

Bei **kardial bedingten Schmerzen** kann das aufrechte Sitzen durch Auslösung eines venösen pooling von Blut entlastend wirken. Daran sollte man auch denken, wenn aufgrund analgetischer oder sedierender Wirkung von Medikamenten der Patient dazu nicht in der Lage ist.

Oberkörperhochlagerung, abschüssige Körperachse und Unterpolsterung der Knie werden als **Herzbettlagerung** bezeichnet.

Bei Frakturen im Bereich der Brustwand verhält sich der Patient sehr ruhig und atmet flach, oft verspürt er Schmerzbesserung, wenn er sich auf die verletzte Seite legt oder einen regelmäßigen Druck ausübt.

Das Beschwerdebild bei schwerer Lungenarterienembolie vermittelt den Ausdruck größter Panik, der zyanotische Patient kann eine entlastende Körperhaltung meist nicht einnehmen. Da viele Ursachen des Brustschmerzes mit generalisiertem oder lokalisiertem O_2-Mangel einhergehen, ist die Gabe von **Sauerstoff als zweites Mittel** der Wahl zu empfehlen.

4.3.1 Kardioversion

Bei tachykarden Herzrhythmusstörungen kann zur Unterbrechung bei vitaler Bedrohung (s. a. 4.4.1.3) die Kardioversion angezeigt sein. Das ist das Verabreichen eines Gleichstromimpulses mit dem Ziel der gleichzeitigen Depolarisation der Herzmuskelzellen und der nachfolgenden Übernahme der Führung durch ein möglichst hohes Erregungszentrum, am besten durch den Sinusknoten. Das ist für ein vital bedrohtes Herz die schonendste Art der Rhythmisierung.

Wenn der Patient länger als 6 Stunden nüchtern war, kann eine Kurznarkose durchgeführt werden, z. B.
- 5–10 mg Diazepam
- 0,15–0,3 mg/kg KG Etomidate

oder statt beider bis 0,2 mg/kg KG Midazolam.

Dabei kann eine kurze Beutelbeatmung notwendig werden, **zur Vorsicht immer in Intubationsbereitschaft kardiovertieren!**

Wenn der Patient nicht nüchtern ist, auf eine sofortige Kardioversion aber nicht verzichtet werden kann, ist eine ausschließliche Sedierung mit 10 mg Diazepam oder mit 0,05–0,15 mg/kg KG Midazolam vertretbar, dabei kann es zwar gelegentlich zu Schmerzreaktionen kommen, eine retrograde Amnesie besteht aber fast immer.

- Elektroden mit Paste bestreichen
- **Gerät auf Synchronisieren stellen!**
  Sonst droht Kammerflimmern!

- Vorwahl zunächst auf 200, wenn erfolglos, dann 250 WS und dann maximale Leistung wählen
- Kurznarkose oder Sedierung durchführen
- ABC der Wiederbelebung beachten, Kopf des liegenden Patienten überstrecken Sauerstoff bereits mehrere Minuten vor der Kardioversion verabreichen
- „negative" Elektrode rechts parasternal unter dem Schlüsselbein andrücken
- „positive" Elektrode links seitlich der Herzspitze andrücken
- wenn der Patient soporös bis komatös ist, auslösen
- und sofort Pulse tasten
- EKG beachten
- nicht mehr als drei Versuche mit aufsteigenden Energien durchführen
- Atemwege freihalten, nötigenfalls kurz beuteln, bis Patient völlig erwacht ist, 2–3 Stunden Nachbeobachtung.

Die Technik der Defibrillation ist in Abschn. 2.2.4.1 beschrieben, sie unterscheidet sich nur wenig von der Kardioversionstechnik.

4.3.2 Transvenöser Schrittmacher

Bradykarde Herzrhythmusstörungen können in der Akutmedizin nur selten medikamentös auf Dauer stabilisiert werden, da die potenten Stimuli, die Katecholamine, die Herzarbeit unökonomisch gestalten und somit sogar Myokardinfarkte auslösen können. Ist eine bradykarde Herzrhythmusstörung mit vitaler Bedrohung (s. a. 4.4.1.3) verbunden oder ist eine solche absehbar, so ist die Implantation eines Herzschrittmachers erforderlich. Ist diese Störung jedoch akut und eventuell auf wenige Tage beschränkt (Digitalis-, Betablockervergiftung, meist auch bei Herzinfarkt) oder auch präklinisch zu versorgen, kann eine transvenöse Schrittmachersonde mit externem Gerät hilfreich sein.

- Desinfektion
- Lokalanästhesie
- Punktion eines zentralen Gefäßes (s. a. 2.2.4.1) oder einer großlumigen Vene in der Ellenbeuge
- Einführen eines dünnen an der Spitze gefederten Drahtes
- Stichinzision
- Legen eines Introducers von meist 6 Charrière
- Entfernen des Drahtes
- Einführen des Schrittmacherkabels unter Durchleuchtung und Positionierung
- Verwendung eines Komplettsets und des Einschwemmkabels erleichtern die Notfalltherapie unter Zeitdruck entscheidend!

- Nur im extremen Ausnahmefall Plazierung mit angeschlossenem Gerät ohne Durchleuchtung versuchen (Reanimation)
- Nach Plazierung des Kabels Anschluß und Einstellung des Gerätes
  - Reizspannung so niedrig wie möglich
    (optimal 4 V)
  - Empfindlichkeit der Wahrnehmung so groß wie möglich
    (optimal 1 mV)
  - Frequenz auf 70–90/min
  - bei ausreichender Eigenaktion Sicherheitsfrequenz 10 Schläge unter Ruhepuls
    (Sinusrhythmus pumpt effektiver als Kammerstimulation!)
- Kontrolle, ob Overpacing möglich
  (Schrittmacherfrequenz muß bis 120/min mechanisch gut beantwortet werden)
- Kontrolle, ob Impulse bei Frequenzänderung unter Ruhepuls gelöscht werden
- Sichere Fixation der transvenösen Sonde durch Naht und Verband!

4.4 Spezielle Ursachen und Therapie

Weitere Therapiemaßnahmen sind vom Krankheitsbild abhängig und sollten in das jeweilige Krankheitsgeschehen individuell eingreifen; das gilt insbesondere auch für die Anwendung von Sedativa und schweren Analgetika, vor deren **unkontrollierter** Anwendung zu warnen ist, da wichtige Symptome überdeckt werden können, der Atemantrieb meist gemindert wird und eine Anamneseerhebung unmöglich werden kann.

4.4.1 Kardiale Ursachen

4.4.1.1 Angina pectoris

Bei Verengung der Herzkranzgefäße durch Verkalkung (Arteriosklerose) und Spasmus kommt es zu ähnlicher Beschwerdesymptomatik wie unter 4.4.1.2 beschrieben. Meist treten diese Beschwerden bei körperlicher Belastung oder Kältereiz auf und sind durch Nitroglyzerin schnell beherrschbar. Bei einigen wenigen Patienten geht dieses Krankheitsbild mit monophasischen ST-Elevationen im EKG einher, welche vollkommen reversibel sind. Diese **Prinzmetal-Angina** erfordert neben den oben erwähnten therapeutischen Maßnahmen den Einsatz von Kalziumantagonisten, Mittel der Wahl ist Nifidepin, welches sublingual verabreicht werden sollte (s. 7.1.27, 7.2.14) und die sofortige invasive Diagnostik.

4.4.1.2 Myokardinfarkt

Der Myokardinfarkt ist eine zentrale Ursache des Brustschmerzes und führte aufgrund seiner vielen Todesopfer vielerorts zur Einführung von Notarztwagensystemen. Die Einführung des allerersten NAW durch Kirschner diente allerdings in den 50er Jahren zunächst der Versorgung traumatisierter Patienten.

Anhand unserer Berliner Patienten, bei denen bereits im Notarztwagen die Diagnose eines frischen Myokardinfarktes gesichert werden konnte, stellten wir fest, daß an jedem Tag der Woche und zu jeder Stunde rund um die Uhr mit leichter Betonung der Zeit zwischen 7 und 10 Uhr morgens mit der Versorgung von Infarktpatienten im großstädtischen Einsatzgebiet zu rechnen ist.

Drei wichtige Herzkranzgefäße versorgen den Hohlmuskel, sie sind sogenannte Endarterien, d. h. bei Verschluß kann die Durchblutung akut kaum von anderen Gefäßen übernommen werden. Der Verschluß führt zum anämischen Infarkt, das Gewebe stirbt innerhalb kurzer Zeit ab.

Risikofaktoren für die Gefäßverkalkung sind
- **Rauchen**
- Bluthochdruck
- Übergewicht
- Zuckerkrankheit
- Gicht
- Fettstoffwechselstörungen
- Bewegungsmangel

Das rechte Herzkranzgefäß versorgt zu 70% den Sinusknoten und zu 90% den AV-Knoten, das linke Herzkranzgefäß versorgt mit seinen Ästen die Herzvorderwand. Daher kommen bei Hinterwandinfarkten Erregungsleitungsstörungen und bei Vorderwandinfarkten die Pumpschwäche häufiger erschwerend hinzu.

Folgen des Infarktes sind
- Kammerflimmern
- Asystolie (s. a. 2.2.4.1)
- kardiogener Schock (s. a. 1.1.2.1)
- Herzwandaussackungen
  eventuell mit Thrombenbildung
- Herzklappendehnung
- Herzbeutelentzündung

Die Patienten geben meist typische retrosternale Schmerzen mit Vernichtungsgefühl und Ausstrahlung in einen oder beide Arme an (Vorderwandinfarkt).

Bei Rückenschmerzen, Schulterschmerz, Lokalisation im Hals oder im Unterkiefer sollte eher an einen Hinterwandinfarkt gedacht werden. Die Beschwerden werden diffus, drückend, als Enge mit an- und abschwellender Charakteristik oder als Dauerschmerz, häufig aus dem Schlaf heraus auftretend, beschrieben.

Etwa 10–15% der Infarkte verlaufen ohne eine Schmerzsymptomatik, insbesondere bei Diabetikern, aufgrund eingeschränkter Schmerzwahrnehmung bei Polyneuropathie.

Klärend hilft zumeist die Anfertigung eines EKGs:

- Anfangsstadium IA: Auftreten eines hohen Erstickungs-T
  Dauer Minuten
- Stadium IB: monophasische ST-Elevation
  Dauer Stunden bis Tage   **Tiefes Q, R-Verlust**
- Stadium II: Tiefes Q, R-Verlust, T-Negativierung
  Dauer Tage bis Wochen
- Stadium III: Tiefes Q, R-Verlust, meist T-Normalisierung
  wird in Wochen erreicht

Zügigere Verläufe werden nach erfolgreicher Thrombolyse gesehen.

Vorderwandinfarkte werden meist in den Ableitungen I, V_{2-4-5} nachgewiesen. Hinterwandinfarkte sind meist in den Ableitungen II, III, aVF, V_6 zu sehen.

Die Diagnose ist gesichert, wenn **2 der 3** folgenden Kriterien gegeben sind:

- typischer Schmerz
- sichere EKG-Zeichen
- Nachweis eines Anstiegs der Kreatinkinase im Labor

Therapie des Myokardinfarktes:

- Herzbettlagerung
- 2–3 Hübe eines Nitrat-Sprays (s. a. 7.1.28)
- 4 Liter Sauerstoff-Minute über Nasensonde (s. a. 3.3.1)
- venöser Zugang (s. a. 1.1.1 und 2.2.4.1)
- Behebung von Herzrhythmussörungen (s. a. 4.4.1.3)
- Analgesierung und Sedierung, z. B. mit 0,15 mg Buprenorphin in Kombination mit 5 mg Triflupromazin
  (je 1/2 Ampulle Temgesic/Psyquil)
- bei Hypotonie nach Ausschluß eines Volumenmangels Katecholamine (Dopamin, Dobutamin)
- Nitroglyzerin-Dauerinfusion, Dopexamin
- eventuell Thrombolyse

Die Beobachtung des Patienten auf der Intensivstation am Rhythmus-EKG und eine bilanzierte Flüssigkeitseinfuhr und -ausfuhr sind selbstverständlich.

Thrombolyse bei Myokardinfarkt

Nachdem erst in letzter Zeit große Studien den Wert einer Thrombolysetherapie bei akutem Myokardinfarkt belegen konnten, erscheint ihre Einleitung durch den Erfahrenen bereits im Vorfeld des Krankenhauses, im Notarztwagen, im Schockraum oder in der Intensivstation gerechtfertigt.

Der Myokardinfarkt erringt durch **Häufigkeit, Rhythmusstörungen und Herzinsuffizienz** seine immense Bedeutung. Da meist eine Thrombose auf dem Boden der durch koronare Herzerkrankung bedingten Stenose zum Myokardinfarkt führt, bietet sich die Verwendung fibrinolytischer Enzyme oder Komplexe an. Die Verwendung von

Urokinase (Präurokinase), Plasminogen-Streptokinase-Aktivator-Komplex, rt-PA und anderer Fibrinolytika sind beschrieben. Die Verwendung von Streptokinase ist am besten untersucht und wird daher an dieser Stelle in ihrer praktischen Durchführung dargestellt.

Innerhalb einer Drei- bis Sechsstundengrenze nach typischem Schmerzereignis wird bei sicheren EKG-Kriterien des frischen Myokardinfarktes im zugehörigen Versorgungsgebiet (monophasische ST-Elevationen > 0,1 mV) prinzipiell die Indikation zur Lyse gestellt. Da potentielle Blutungsquellen eine Thrombolyse verbieten und derzeit kein Thrombolytikum ohne Einfluß auf die Hämostase einsatzreif ist, werden die Kontraindikationen, auch durch Spiegelung des Augenhintergrundes, mit Hilfe einer Checkliste überprüft.

Kontraindikationen sind somit z. B. Magengeschwüre, Verletzungen, Tumore, Steinbildungen in den ableitenden Harnwegen und den Nieren, Frühschwangerschaft, Schlaganfall, Bauchspeicheldrüsenentzündung, sehr hohes Lebensalter, kurz zurückliegende Operationen und andere potentielle Blutungsquellen sowie kurz zuvor durchgemachter Streptokokkeninfekt.

In diesem letzteren Fall können Ausweichpräparate wie die Urokinase (Dosierung bis 2,5 Mio IE) verwendet werden.

Nach eingehender Aufklärung des Patienten und seiner Angehörigen wird Blut zur chemischen Basisdiagnostik mit Blutbild, sogenannten kleinen Gerinnungsstatus, Kreatinkinase, CK MB und Blutgruppe entnommen. Danach werden 1,0 Mio IE Streptokinase mittels Infusionspumpe in einer halben Stude infundiert, während der Patient nach Funkdrahtanmeldung in die Klinik transportiert oder ebenfalls unter laufender Überwachung der Vitalfunktionen in ein Herzkatheterlabor verlegt wird. Falls eine sofort anschließende Koronarangiographie nicht möglich ist, werden in den folgenden 30 Minuten weitere 500 000 IE Streptokinase infundiert. Alternativ können äquivalente Mengen Streptokinase-Aktivator-Komplex, respektive rt-PA (Plasminogenaktivator) verwendet werden. Diese Präparate sind im Notarztwagen gegebenenfalls in einem Kühlschrank bereit zu halten.

Eine invasive Diagnostik kann sofort oder später angeschlossen werden. Im Rahmen der Koronarangiographie können anschließend Koronarstatus, Indikation zur mechanischen Eröffnung, zur Ballondilatation, zum Einlegen einer endoluminalen Stütze oder zur Koronarchirurgie (z. B. hochsitzende Hauptstammverschlüsse) geprüft und entsprechende Maßnahmen eingeleitet werden.

Während kurz nach Einführung des Berliner Notarztwagensystems 1977/78 Patienten mit gesichertem Myokardinfarkt noch im Mittel über sechs Stunden bis zur Alarmierung des Rettungssystems warteten und nur die Hälfe von ihnen 10 Minuten unter unserer heutigen 3-Stunden-Interventionsgrenze lagen, wurde 1985/86 schnelle Hilfe wesentlich früher – im Mittel nach 144 und in 50% der Fälle nach weniger als 75 Minuten – erlangt. Dies dürfte an der zunehmenden Aufklärung der Bevölkerung durch die Medien liegen. Die meisten Patienten sind heute also potentielle Akutinterventionskandidaten. Da eine frühzeitige Akutintervention in größerer Zahl nötig wird, muß sie auch in das präklinische Rettungswesen eingegliedert werden, **da jede Minute Myokardischämie Zellverfall bedeutet.** Der Zeitgewinn durch den Einsatz des Notarztwagens mit einem intensivmedizinisch erfahrenen Arzt macht im Vergleich zum bettseitigen Beginn der Lysetherapie etwa 45 Minuten aus. Dieses Vorgehen kann auch kleinere Kliniken in die moderne und aggressive internistische Therapie bei Myokardinfarkt durch Beginn einer systemischen Fibrinolyse dort – oder auch im Notarztwagen – sowie sofortige Weiterverlegung in Schwerpunktzentren einbinden. Dort sollte so bald als möglich die Frage nach PTCA (Dotterung), Implantation endoluminaler Stützen oder der Bypass-Chirurgie anhand einer Koronarangiographie entschieden werden.

4.4.1.3 Herzrhythmusstörungen

Die Beseitigung vital bedrohlicher Herzrhythmusstörungen ist vordringliche Aufgabe der Notfallmedizin. Die sofortige Intervention sollte immer dann erfolgen, wenn
- Brustschmerzen
- Bewußtseinseintrübung
- Atemnot oder
- Zyanose

vorliegen

Eine Therapie sollte auch dann schon erfolgen, wenn die Grunderkrankung, z. B. ein Myokardinfarkt, die Entstehung derartiger Symptome befürchten läßt.

Tachykarde Herzrhythmusstörungen

Die **supraventrikuläre** paroxysmale **Tachykardie** ist durch schnelle Abfolge von P-QRS-T-Abläufen gekennzeichnet. Ist die PQ-Zeit verkürzt, sollte an ein Präexzitationssyndrom (Lown-Ganong-Levine-Syndrom, oder mit sogenannter Delta-Welle Wolff-Parkinson-White-Syndrom) gedacht werden, bei dem akzessorische Bündel Vorhof und Kammern verbinden, und entsprechende therapeutische Konsequenzen gezogen werden.

Therapie:
supraventrikuläre Tachykardie: 5 mg Verapamil unter
                               Monitorkontrolle i. v.

Präexzitationssyndrome: 0,5–1 mg/kg Propafenon unter
(LGL, WPW)   Monitorkontrolle i. v.
                               Alternativ kann Ajmalin 1 mg/kg KG
                               eingesetzt werden

Gelegentlich werden Betablocker eingesetzt,
z. B. Metoprolol, 2,5–5 mg i. v., Vorsicht bei Herzinsuffizienz!

Bestehen Kontraindikationen gegen eine medikamentöse antiarrhythmische Therapie, sollte eine Kardioversion durchgeführt werden.

Zur Therapie **ventrikulärer Extrasystolen** höheren Grades ist das Mittel der ersten Wahl 100–200 mg Lidocain® i.v., das der zweiten Wahl zumeist Ajmalin (Gilurytmal®); es werden 1 mg bis maximal 2 mg/kg KG i.v. verabreicht. Nur bei digitalisinduzierten Herzrhythmusstörungen sollte Phenytoin angewandt werden.

Ventrikuläre Tachykardien sind durch schnelle Abfolge deformierter Kammerkomplexe gekennzeichnet, P-Wellen sind nicht nachweisbar. Die oben erwähnten Zeichen der vitalen Bedrohung sind zumeist gegeben. Die antiarrhythmische Therapie sollte mit dem Einsatz von **100 mg Lidocain** beginnen, er kann wiederholt werden. Ist dies nicht von Erfolg gekrönt, sollte hier dem Einsatz weiterer Antiarrhythmika die elektrische Kardioversion vorgezogen werden.

Die **absolute Tachyarrhythmie** ist durch völlig losgelöstes Schlagen von Vorhöfen und Kammern, gelegentlich bei Vorhofflattern (gefährlich wegen plötzlicher Frequenzzunahme bis zum Kammerflimmern), häufiger aber bei Vorhofflimmern gekennzeichnet.

Mittel der Wahl ist die Gabe von Verapamil und Chinidin nach (!) Beginn einer Schnellsättigung mit einem Digitalisglykosid, z.B. Novodigal 2 × 0,4 mg, oder besser Digitoxin 0.2 mg. Bei gesichert akutem Auftreten ist die Kardioversion auch hier eher von Erfolg gekrönt (s.a. 4.3.1).

Bradykarde Herzrhythmusstörungen

Die Sinusbradykardie ist häufig physiologisch (Leistungssportler), kann aber auch Ausdruck eines Myokardinfarktes, einer Medikamentenüberdosierung oder eines extremen Vagusreizes sein (Dauererbrechen). Daher sind die therapeutischen Ansätze verschieden.

Therapie:
- Die Gabe von Ipratropiumbromid 0,5–1 mg i.v. ist bei akuten bradykarden Herzrhythmusstörungen wenig erfolgreich
- 0,5–1 mg Atropin i.v. bei Vagusreiz
- Katecholamine bei vitaler Bedrohung, z.B. Orciprenalin, streng nach Wirkung
- dann Schrittmacher

Bradykardien mit Kammersystolen sind als **Ersatzrhythmus** zu verstehen und dürfen natürlich nicht beseitigt werden. Hier hilft zunächst nur das Anheben des Grundrhythmus mit Katecholaminen wie Orciprenalin oder besser mit Elektrostimulation durch einen transvenösen Herzschrittmacher (s.a. 4.3.2).

Elektrounfall

Die Einwirkung von Strom kann den menschlichen Organismus verschiedenartig schädigen. In Abhängigkeit von **Stromart, Stromstärke, Stromweg und Einwirkungsdauer** stehen Brandverletzungen, Herzrhythmusstörungen und Myolyse im Vordergrund.

Bei Haushaltsstrom/Drehstrom von 110–380 V ist folgendes zu erwarten:
- bis 25 mA: Blutdruckanstieg, Muskelkontraktionen,
                      selten Herzrhythmusstörungen
- 25 mA–80 mA: Störungen der Herzschlagfolge
- 80 mA– 8 A: Meist Kammerflimmern, falls Einwirkung über
                      200–300 Millisekunden Dauer

Je geringer der Widerstand (Badewanne!), desto höher die Stromstärke (Ohm-Gesetz). Bereits bei diesen Stromstärken entstehen an den Stromeintrittspforten sogenannte Strommarken durch Gewebezerstörung. Sie geben Aufschluß über den Stromweg am Patienten. Bei Hochspannungsunfällen (über 1 000 Volt) sind ausgedehnte Zerstörungen von Haut, Unterhautfettgewebe und Muskulatur bis hin zur traumatischen Amputation zu erwarten. Zumeist sind in diesen Fällen schwere Herzrhythmusstörungen zu therapieren, gelegentlich wird die kardiopulmonale Reanimation erforderlich. Im übrigen sind diese Patienten wie Verbrennungspatienten zu behandeln.

Als Faustregel kann gelten:

> Herzrhythmusstörungen sind bei Patienten mit Verbrennungen (Starkstromunfall) häufiger zu erwarten als bei Patienten ohne Verbrennungen, der Häufigkeitsgipfel ihres Auftretens liegt in unmittelbarer Nähe zum Ereignis.

Besondere therapeutische Schwierigkeiten sind bei zusätzlichem Polytrauma zu erwarten, etwa nach Zugunfällen mit Stromschienenkontakt.

Therapie:
- **Stromkreis Unterbrechen**
- ABC der Wiederbelebung (s. a. 2.2.4.1)
- Verbrennungen behandeln (s. a. 1.1.1.1)
- Sicherstellung, daß Gefahrenquelle beseitigt (!) ist

Contusio cordis

Nach stumpfem Thoraxtrauma kommt es gelegentlich zu heftigen retrosternalen Beschwerden, einhergehend mit **EKG-Veränderungen** insbesondere der Endstrecken, und auch mit Anstieg der myokardspezifischen Laborparameter. Diese Kontusion des Herzens führt nicht zu bleibenden Wandbewegungsstörungen, kann aber mit Herzrhythmusstörungen einhergehen, so daß der Patient intensiv überwacht werden muß. EKG-Veränderungen sind hier rückläufig, im Gegensatz zum äußerst seltenen traumatischen Myokardinfarkt.

4.4.1.4 Karditis

Eine andere Ursache heftiger thorakaler Schmerzen sind entzündliche Veränderungen des Herzmuskels, der Herzinnenhaut oder des Perikards. Diesen liegen meist Viruserkrankungen zugrunde, seltener bakterieller oder parasitärer Befall. Dabei kommt es neben anfänglichem Perikardreiben später zur Ausbildung eines Perikard-ergusses, so daß dieses Krankheitsbild auch unter dem Bilde einer zunehmenden Einflußstauung ähnlich der Perikardtamponade einhergehen kann.

Die Karditis ist gekennzeichnet durch
- oft junge Patienten
- Brustschmerzen
- unspezifische EKG-Veränderungen (einziges hinweisendes Kriterium auf den Perikarderguß ist die Niedervoltage)
- Fieber!
- meist Leukozytose

Eine Differenzierung von pektanginösen Beschwerden kann ohne laborchemische Hilfe schwierig sein. Klinisch ähnlich können erscheinen das
- Postkardiotomiesyndrom (mit Ergußbildungen etwa 3 Wochen nach Herzchirurgie)
- Postinfarktsyndrom (mit Ergußbildungen etwa 3 Wochen nach Herzinfarkt)

Therapeutisch werden Antiphlogistika wie Azetylsalizylsäure, Kortikosteroide und bei bakteriellen Erkrankungen (seltener) Antibiotika eingesetzt. Infusionstherapie und Monitorüberwachung sind bei kritisch kranken Patienten selbstverständlich. Wenn sich diese Patienten, die gelegentlich ihre Erkrankung nicht bemerken, etwa 1–2 Wochen nach einem unspezifischen Virusinfekt („Grippe") körperlich schwer bela-sten, kann es zum Sekundenherztod jüngerer Menschen („14jähriges Mädchen bei Discobesuch") kommen; eine erfolgreiche kardiopulmonale Reanimation ist oft bei akuter Gefügedilatation des Herzens nicht mehr möglich.

4.4.1.5 Perikardtamponade

Kommt es akut zur Einblutung in den Herzbeutel, so entsteht ein akutes Krankheits-bild aufgrund der zunehmenden Einengung des Herzens mit **Tachykardie, Blutdruck-abfall, Einflußstauung** (Hervortreten der Venen), heftiger Luftnot und zunehmender Zyanose. Häufig steht die Atemnot im Vordergrund.

Ursachen sind
- Thoraxverletzungen (Messerstich)
- spontane Einblutungen bei
  - Ventrikelruptur nach Herzinfarkt
  - Gerinnungsstörungen
  - Einnahme von Antikoagulantien

Therapeutisch kommt neben unspezifischer Therapie der Atemnot und des Brust-schmerzes (s. a. 3.3 und 4.3) die Perikarddrainage in Frage. Hierbei wird ein Katheter mit mehreren Löchern an der Spitze, z. B. Pigtail (im Notfall aber auch jeder andere Venenkatheter), nach Lokalanästhesie mit Hilfe eines Führungsdrahtes eingelegt, welcher nach Probepunktion mit dünner Kanüle unterhalb des Processus xiphoideus in einem maximal 15 Grad spitzen Winkel (zunächst ganz flach beginnen), möglichst unter echokardiographischer Sicht, in den Herzbeutel vorgeschoben wird.

4.4.1.6 Herzphobie

Konfliktsituationen und Überforderung sind für manche Menschen „Anlaß", um um ihre Existenz zu fürchten; das Herz steht dabei im Mittelpunkt eines Angstanfalles, ausgelöst durch banale, atemabhängige, physiologische Frequenzschwankungen oder gelegentliche Extrasystolen, wie sie bei jedem zu beobachten sind.

Einhergehend mit
• Übelkeit
• Schwindel
• innerer Unruhe
und gelegentlicher Atemnot kann leicht das Bild eines Hyperventilationssyndroms entstehen (s.a. 3.4.7), welches sich dann zu einer augenscheinlich dramatischen Situation aufschaukeln kann (oft Versuch der Selbstmedikation mit Alkohol).

Bereits die Anwesenheit professioneller Helfer (Notarzt, Rettungssanitäter) kann wesentlich zur Beruhigung beitragen. Medikamentöse Therapie der Wahl ist die Gabe von Benzodiazepinen, z.B. 5–10 mg Diazepam i.v..

4.4.2 Vaskuläre Ursachen

4.4.2.1 Hypertensive Krise

Plötzlicher krisenhafter Blutdruckanstieg führt je nach persönlicher Konstitution zu
• pektanginösen Beschwerden
• Schwindel
• Kopfschmerzen
• Sehstörungen (DD: Glaukomanfall!)
• auch Bewußtseinseintrübung
• Lungenödem
• Hirnblutung
• Einriß von Aneurysmata

Ursachen sind eine bekannte Hochdruckerkrankung, Absetzen der Hochdrucktherapie, Nieren- oder Nierenarterienerkrankungen, eine Schwangerschaftsgestose, ein Phäochromozytom oder ähnliches.

Von entscheidender Bedeutung für die Symtomatik ist nicht die absolute Höhe des Blutdruckes, sondern die individuelle Anpassung. So kann bei einer jungen Frau mit Gestose eine Symptomatik bereits bei Drucken um 180 mm Hg systolisch auftreten, während ein älterer Hypertoniker bei 220 mm Hg völlig asymptomatisch sein kann. Daher ist die medikamentöse Therapie individuell angepaßt einzusetzen, denn umgekehrt wird für die junge Frau ein Blutdruck von 120 mm Hg ein normotensives Ergebnis der Therapie bedeuten, während der ältere Hypertoniker bereits Zeichen der Orthostase bis hin zu Sistieren der Urinproduktion und Bewußtlosigkeit entwickeln kann.

Therapie:
- Sauerstoff und Oberkörperhochlagerung
- Nitro-Spray 2–4 Hübe
- eventuell Kalzium-Antagonisten wie   5 mg Nitrendipin
  oder 20 mg Nifidepin sublingual
- Diuretika (Furosemid 20–40 mg) i. v.
- Hydergin 1–3 ml i. v.
- Nitroglyzerin-Dauerinfusion 3–6–9–> mg/h nach Wirkung
- Clonidin 0,15 mg i. v.
- bei Schwangerschaftsgestose Magnesium i. v.
  und nach Breite der Quadrizepsreflexzonen dosieren (1 g/Stunde), an Entbindung
  denken (Geburtshelfer hinzuziehen)

Alle Medikamente sind streng individuell nach Wirkung und Abklingen der Symptomatik zu dosieren.

4.4.2.2 Aneurysma dissecans

Plötzlich einsetzende **heftige thorakale Schmerzen, retrosternal, im Rücken oder zwischen den Schulterblättern,** eher nicht in den Hals oder in die Arme ausstrahlend, werden bei Aortenaneurysmata im Thorax beschrieben. Sie entstehen durch Einwühlen einer Blutung nach Riß der Aorteninnenhaut in den Raum zwischen innerster und mittlerer Gefäßwandschicht (Dissektion).

Der **Schmerzcharakter ist reißend,** meist besteht **Bluthochdruck** mit diastolischen Werten über 120 mm Hg. Ist der Blutdruck niedrig, hat eine Ruptur oft schon stattgefunden, der natürliche Verlauf des thorakalen Aortenaneurysmas ist desolat. **Blutdruckdifferenz zwischen beiden Armen,** ein **Herzgeräusch** als Ausdruck einer Aortenklappeninsuffizienz und selten Heiserkeit bei einer Rekurrensparese oder ein Horner-Syndrom durch Druck auf den Halssympathikus können hinzukommen. Nur die operative Versorgung ist lebensrettend.

Die Ursachen sind
- Bluthochdruck, Arteriosklerose
- **Trauma (daran denken!)**
- angeborenes Marfan-Syndrom
- Lues

Komplikationen sind Einblutung in alle Thoraxhöhlen (Perikardtamponade), die Bronchien und die Speiseröhre, die Verlegung von großen und kleinen Arterien (Schlaganfall, Synkope, Paraplegie, Armlähmungen, Nierenversagen, Mesenterialarterienverschluß), sowie Einriß ins Kammerseptum (AV-Block) oder Verengung der Herzkranzgefäße (EKG-Veränderungen wie bei Infarkt, keine Thrombolyse durchführen!)

Die präoperative Notfalltherapie besteht in der Senkung des Arterienmitteldruckes und der Herzfrequenz durch Einsatz von Betablockern und Nitraten, der Sedierung und Analgesierung sowie der unmittelbaren Durchführung einer Angiographie oder eines Computertomogramms zur Klärung der Lokalisation.

4.4.3 Weitere thorakale Ursachen

Die pulmonalen Ursachen des Brustschmerzes werden häufig unter dem Bild der Atemnot als primärem Leitsymptom gefunden (s. a. 3.4.5). Der Zutritt von Schmerzen zum Leitsymptom Atemnot ermöglicht gelegentlich die Ermittlung der Ursache einer Atemnot. So geht z. B. eine typische Herzinfarktsymptomatik mit retrosternalen Schmerzen bei Auskultation trockener Rasselgeräusche über der Lunge am ehesten in ein Lungenödem über und nicht in einen Asthmaanfall. Allerdings manifestieren sich etwa 10% aller Herzinfarkte durch plötzlich einsetzende Atemnot.

Erkrankungen des Rippenfells können thorakale Schmerzen verursachen, die Lunge selbst besitzt keine Schmerzrezeptoren. Hinweisend ist **die Atem- oder Hustenabhängigkeit** des Pleuraschmerzes, der durch das Aufeinanderreiben der entzündeten und damit rauhen Pleurablätter entsteht. Das Reiben ist mit dem **Stethoskop** zu hören, fast immer liegt ein fieberhaftes Krankheitsbild vor. Ursachen sind Viruserkrankungen, bakterielle Erkrankungen (Tbc) und Tumoren (Mesotheliom). Schwerste Rippenfellbeschwerden können von Coxsackie-Viren ausgelöst werden **(Pleurodynie),** ein Pleurareiben kann hier fehlen, Fieber besteht jedoch (Bornholm-Krankheit).

Schmerzen der Muskulatur und der Faszien ist **durch Druck auslösbar** und typischerweise im Nacken, an der Brustwand und im Bereich des Musculus trapezius am Rücken auslösbar. Entzündliche Muskelerkrankungen gehen mit einem fieberhaften Krankheitsbild einher. Gelegentlich können Schmerzen dem Ausbreitungsgebiet von Nerven oder Nervenwurzeln folgen.

Akute Bandscheibenvorfälle sind im Bereich des Brustraumes sehr selten. Durch chronischen Druck auf **Nervenwurzeln** entstehen sogenannte Neuralgien (Interkostalneuralgie), welche nach Blockade durch Lokalanästhetika verschwinden. Ist dies nicht der Fall, sind bereits **Mischbilder mit muskulären Verspannungen,** sogenannten Tendomyosen, entstanden. Gefolgt von der Eruption kleiner Bläschen im Nervenausbreitungsgebiet und von Temperaturen entpuppt sich ein Thoraxschmerz gelegentlich als erstes Anzeichen eines **Zoster** (Gürtelrose).

Degenerative Erkrankungen der Wirbelsäule oder knöcherne (Morbus Bechterew) und muskuläre **(Weichteilrheumatismus)** Autoimmunerkrankungen können ähnliche Symptomatiken verursachen.

Gelegentlich gehen thorakale Schmerzen mit Durchblutungsstörungen oder Stauungszeichen an den Armen einher, dann ist an einengende Prozesse im Bereich der oberen Thoraxapertur zu denken.

Uncharakteristische Beschwerden, welche, auf Druck verstärkt, gut lokalisierbar am Brustbein, Übergang Rippen/Brustbein und im gesamten Rippenverlauf auftreten können, sind letztlich in ihrer Entstehung ungeklärt. Wenn diese Beschwerden bei

Schwellungen an der Rippen-Knorpelgrenze bestehen, nennt man das ein Tietze-Syndrom, die anderen werden, ebensowenig hilfreich, als Brustwandsyndrom zusammengefaßt.

Nicht selten liegt die Ursache heftiger Brustschmerzen in der Speiseröhre. Spastisches Zusammenziehen, welches sich nach Nitroglyzeringabe oder der Verabreichung von Nifidepin bessern, aber auch den Einsatz von Analgetika erforderlich machen kann, tritt meist, jedoch nicht immer, in Verbindung mit dem Schluckakt auf. Die Empfindung von Sodbrennen läßt an entzündliche Veränderungen denken, Hochwürgen von Speisen an Aussackungen (Divertikel).

4.4.4 Abdominelle Ursachen

Erkrankungen im Bereich des Abdomens strahlen gelegentlich in den Thoraxbereich aus. **Gallenkoliken** sind häufig mit Schmerzen in der rechten Schulter verbunden, eine Besserung nach Nitroglyzerin wird häufig gesehen, der Einsatz von Analgetika kann erforderlich werden (keine Morphine!). Bei **Magen- und Zwölffingerdarmgeschwüren** oder -entzündungen sind Ausstrahlungen in den Brustkorb möglich, aber nicht die Regel. Die Beschwerden verstärken sich auf Druck am Oberbauch. Schwieriger kann die Differenzierung bei einer **Pankreatitis** werden, EKG-Veränderungen wie beim Herzinfarkt sind beschrieben. Gelegentlich strahlen auch Beschwerden bei **Nierensteinen** in den Brustkorb aus. Diese Beschwerden verstärken sich bei Erschütterung der Nierenlager.

5 Leitsymptom: Vergiftung

Ein Gift ist eine Substanz, die aufgrund ihrer physikalischen oder chemischen Eigenschaften mengenabhängig eine Schädigung des Organismus bewirkt.

5.1 Allgemeines

Vergiftungen treten auf
- akzidentell
- suizidal
- kriminell oder
- iatrogen

Die Wege der Giftaufnahme sind unterschiedlich. Je nach Art der Giftaufnahme unterscheidet man
- digestive Vergiftungen
- inhalatorische Vergiftungen (s. a. Kap. 3)
- Kontaktvergiftungen
- Vergiftungen durch Injektion (Biß, Stich)

Die Substanzen sind vielfältigen Ursprungs:

Gase	Kohlenmonoxid, Kohlendioxid, Nitrosegase, Lösungsmitteldämpfe, Ätzgase
Medikamente	Schlaf- und Beruhigungsmittel, Digitalis und Antiarrhythmika
Nahrung	Pilze, Bakterien, Toxine (Botulismus)
Genußmittel	Alkohol, Nikotin, Rauschmittel
Gewerblich	Säuren, Laugen, Reiniger, Lösemittel, Radionuklide
Tierisch	Schlangen-, Wespen-, Skorpiongifte, Petermännchen
Pflanzlich	Fingerhut, Maiglöckchen, Herbstzeitlose
Kriminell	Arsen, Zyanide, Quecksilber
Militärisch	Atemgifte etc.

und viele, viele andere!

Vergiftungen mit Beruhigungs-, Schlaf- oder Suchtmitteln, aber auch Kombinationen mit Säuren, Laugen sind bei uns die häufigsten. Eine wichtige Frage ist die Klärung der Substanz. Die Klärung dieser Frage am Ort erleichtert Diagnose und Therapie (z. B. der Einsatz eines Gasspürgerätes).

Beim Erwachsenen sind die meisten Vergiftungsbilder mit inkorporierten Substanzen als Selbstmordversuche (Suizidversuche) aufzufassen. Inhalation von Giften (WC/Haushalts-Reiniger-Dämpfe) und kindliche Vergiftungen (Geschirrspülmittel, Entkalker) sind meist von den Betroffenen nicht beabsichtigt (akzidentell).

Verdacht auf eine mögliche Vergiftung entsteht durch

äußere Umstände: Feuer mit Kunststoffen, leere Tablettenpackungen, Alkoholflaschen, Spritzbestecke, Tablettenreste an Mund oder Gläsern, Ätzspuren am Körper.

Zeichen am Patienten: plötzliche, unerwartete Bewußtlosigkeit, wechselnde Bewußtseinslage, Übelkeit oder Erbrechen, Atem- oder Kreislaufstörungen (toxisches Lungenödem).

Die therapeutischen Bemühungen sind geprägt durch

* symptomatische Therapie und
* kausale Therapie

Sie zielen ab auf die

* Verminderung der Resorption
* Beschleunigung der Elimination und
* Antagonisierung durch Antidote

5.1.1 Vorgehen bei Vergiftungen

Das **allgemeine Vorgehen** beim Vorliegen solcher Verdachtsmomente sollte so aussehen:

* Selbstschutz beachten: z.B. Atemgifte, Organophosphate, Explosionsgefahr bei Gasen, etc.
  Handschuhe und
  nie Mund-zu-Mund-Beatmung bei Pflanzenschutzmitteln oder Blausäure.

* Bei Inhalation: Patient entfernen, **Lüftung.**

* ABC der Wiederbelebung.

* Bei Hautkontakt: wasserlösliche Stoffe mit Wasser abspülen, fettlösliche Substanzen mit Polyethylenglykolsalbe entfernen (Lutrol 9); dann mit Wasser und Seife abwaschen.

* Vorgeschichte möglichst komplett auch von Umstehenden erfragen.

* Die betreffende Substanz oder – bei Unsicherheit – alle in Frage kommenden Substanzen asservieren.

* Bei Unkenntnis der Giftwirkungen oder der Entgiftungsmaßnahmen Kontakt mit **Informationszentrum für Vergiftungsfälle** bereits vor Ort. Ein Anschriftenverzeichnis der Giftinformationszentralen in der Bundesrepublik Deutschland findet sich im Anhang dieses Buches.

Die 5 W des Giftinfo
WER   ist vergiftet?
WAS   wurde
WANN   und
WIE   zugeführt?
WO   ist der Patient?

Bereitstellung eines Toxikologie-Lehrbuches im Notarztwagen oder Schockraum ist von Vorteil.

• Gegebenenfalls **Antidottherapie** schon **vor Ort**; im Zweifelsfall auch Gasspürgerät einsetzen.

• Bei Inhalationsintoxikation alle 15 Minuten 2 Hübe eines Kortikosteroids einatmen lassen.

5.1.2 Allgemeine Entgiftung

Zu den allgemeinen Gifteliminationsmaßnahmen ist zu bemerken, daß am ehesten eine ganz frühe Giftentfernung den Verlauf günstig beeinflussen kann. Daher kann die primäre Giftelimination vor Ort bereits großen Nutzen bringen und gehört auch in die Klinik zu den sofort durchzuführenden Maßnahmen.

• **Orale Flüssigkeitszufuhr** 5–10 ml/kg KG
  schwächt die Wirkung vieler Gifte ab, z. B. bei Säuren oder Laugen bis zu einem Liter für Erwachsene.

Nur bei wachen Patienten!

Danach soll die sofortige Entleerung des Magens angestrebt werden.

• **Erbrechen** auslösen mit Finger an der Rachenhinterwand oder durch
  – Ipecacuana-Sirup (nur bei Kindern) 1 EL
    (2 EL NaCl auf 1 Glas lauwarmes Wasser)
  – Apomorphin 0,1 mg/kg KG subkutan, evtl. mit Kreislaufstimulans kombiniert (Etilefrin)
    (nicht bei Kleinkindern)
    bei Überdosierungserscheinungen Naloxon.

• **Magenspülung** mit möglichst dickem Magenschlauch durchführen, vorher 0,5 mg Atropin i. m., i. v. verabreichen.

Nur handwarmes Wasser verwenden und durch Einsatz eines 1-Liter-Trichters und 9 g Kochsalz pro Trichter und Liter je eine physiologische NaCl-Lösung herstellen. Vor Spülbeginn Lagekontrolle des Schlauches mit dem Stethoskop durch Lufteinblasen.

● **Gabe von Aktivkohle,** 20–40 Gramm (!) als Universaladsorbens, bei fettlöslichen Substanzen auch Paraffin 3–5 ml/kg KG.

● Gabe eines starken **Abführmittels,** am besten etwa 25–30 g Natrium sulfuricum.

Bis zu diesem Moment werden Gifte vom oder aus dem Körper entfernt, die noch nicht in der Blutbahn waren **(primäre Giftelimination).** Weitere Maßnahmen bezeichnet man daher als **sekundäre Giftelimination.** Sie können zum Teil vor Ort schon eingeleitet werden.

● Die Einleitung einer **forcierten Diurese,** d. h. eines Flüssigkeitsdurchsatzes von etwa 12 Litern pro Tag beim Erwachsenen ist bei vielen Substanzen hilfreich. Ist der Patient wach und zur Mitarbeit in der Lage, so kann das durch Trinken erfolgen; wenn nicht, wird über zentrale Venenkatheter infundiert unter Kontrolle des Venendrucks, der Herz-Kreislauffunktion und der Ausscheidung, meist ist dazu eine Blasendauerableitung notwendig.

● Eventuell ist Alkalisieren des Harnes bei sauren Giften wie Barbituraten mit Natriumbikarbonat,

● oder Ansäuern des Harnes bei alkalischen Giften wie Weckaminen (Appetitzügler) mit Ammoniumchlorid erforderlich.

● Künstliche Beatmung und Hyperventilation bei abatembaren Giften durchführen.

● Eventuell Dialyse oder Blutperfusion über Kohle bzw. Austauscherharze (Antidepressiva) einleiten.

Komplikationen können Organversagen und Muskelauflösung, sogenannte Rhabdomyolyse sein, gelegentlich mit verstümmelnder Konsequenz.

5.2 Spezielle Entgiftung

Im folgenden werden nur noch spezifische Besonderheiten einzelner Substanzen erwähnt, **allgemeine Therapie siehe 5.1!**

5.2.1 Inhalationsgifte
(s. a. Kap. 3)

Inhalierte Gifte führen oft zu heftiger Luftnot und zur Unfähigkeit der Lunge zum Gasaustausch. Wichtiger Vertreter dieser Gruppe sind Brandgase.

Substanz	Beispiel	Wirkung
Blausäure	Wolle, Seide,	tödliches Atemgift
	Polyurethane	auch oral tödlich
Therapie	Antidotgabe i.v.	4-DMAP 3–4 mg/kg KG und
		Natriumthiosulfat 10%
		100–500 mg/kg KG i.v. (s. 1.1.1.1)
	alternativ,	
	falls nicht möglich	Vit. B12 10% 50–150 ml
Nitrosegase	Zellulose, Dünger,	tox. Lungenödem
	Zelluloid	
Therapie	Kortikosteroide	
Salzsäure	PVC, Dünger, Seide	Verätzung von Lunge und
Ammoniak		Augen, tox. Lungenödem
Therapie	Wasser	
	Kortikosteroide	

Besondere Bedeutung kommt den Kohlenoxiden zu. Kohlenmonoxid entsteht bei Verbrennung unter Sauerstoffmangel, in Öfen, Auspuffgasen und bei Großbränden. Hämoglobin kann den Sauerstoff nicht mehr binden, da der rote Blutfarbstoff eine viel größere Affinität zum Kohlenmonoxid besitzt. Je nach dem Anteil dieses sogenannten COHb ist das Vergiftungsbild ausgeprägt.

> Der Patient ist nicht in der Lage, sein Hämoglobin zu reduzieren, er wird **nicht zyanotisch,** er **sieht frisch und rosig aus,** obwohl er an lebensbedrohlichem Sauerstoffmangel leiden kann.

Kohlendioxid entsteht bei Verbrennungsprozessen mit ausreichend Sauerstoff, es sammelt sich gehäuft in Gärungskesseln und Brunnen in Bodennähe.

Kohlen- monoxid		Kohlen- dioxid
15%	Kopfschmerzen, Sehstörungen, Atemnot, Brustschmerz	8%
30%	Agitiertheit, Müdigkeit, Schwäche, Halluzinationen, Krämpfe	10%
50%	Bewußtlosigkeit, Hyperthermie, Atemlähmung, Herzversagen	>10%
>60%	Schlaganfallähnlicher, tödlicher Verlauf	>18%

Therapeutisch ist neben den allgemeinen Maßnahmen an frühzeitige Überdruckbeatmung mit Sauerstoffanreicherung zu denken.

Die Halbwertszeit des COHb ist abhängig von der Sauerstoffzumischung

in Frischluft 4   Stunden

bei 100% O_2 40   Minuten

bei 2,5 atü   20–30 Minuten

Begrenzung der Vergiftung auf möglichst wenige Personen (Verbot, die Gärgrube zu betreten, Lüftung, etc.) versuchen. Im Falle eines Suizides oder Brandes an Mischvergiftungen denken (Tabletten, Alkohol). Die Verabreichung von Kortikosteroiden im Brandfalle sollte durch Notarzt und Rettungssanitäter im Rahmen der Primärversorgung bereits vor Ort begonnen werden.

Vergiftungen mit **Methämoglobinbildnern** gehen demgegenüber mit schwerer Zyanose einher (Anilinfarben, Sulfonamide), die Symptome sind ähnlich.

Besonders gefährlich bei Säuglingen!

Therapie: Thionin 0,2% 10–20 ml i. v. bei Erwachsenen.

Therapieziel hier: Abschwächung der Zyanose.

5.2.2 Alkoholvergiftung

Am Beispiel der Alkoholvergiftung können verschiedene Stadien von Intoxikationen verstanden werden.

Promille

0,1–1	Euphorie	angeheitert, „beschwipst"
1 –2	Rausch	Benommenheit, Aggressivität, Gleichgewichtsstörungen
2 –3	Narkose	Bewußtseinseintrübung, Lähmungen
3 –5	Asphyxie	komatöse Bewußtseinslage, Atemlähmung, Zyanose, Unterkühlung

$$\text{Berechnung: Promille} = \frac{\text{Alkohol in Gramm}}{\text{kg KG} \times 0,7}$$

Alkoholvergiftung nie bagatellisieren!

Achtung auf Verletzungen und andere Vergiftungen, besonders Tabletten. Die Vergiftung kann durch Nachresorption noch zunehmen!

Die tödliche Menge kann bei einem 75 kg schweren Mann bei 1,5 l 30%igem Schnaps erreicht sein, auch nach 9 l Bier. Bei nicht Alkoholgewöhnten kann auch schon früher Lebensgefahr auftreten! Therapeutisch kann über die allgemeinen Maßnahmen hinaus hochprozentige Glukose- oder Lävuloselösung über einen zentralen Venenkatheter die Intoxikation verkürzen. Durch den Einsatz von Antidoten ist es möglich, die Intoxikation, nicht aber das Suchtpotential des Alkohols zu antagonisieren. Besondere Beachtung verdient ein hinzukommendes Entzugsdelir.

5.2.3 Tablettenvergiftung

Sie ist sehr häufig in Kombination mit Alkohol; **Schlaftabletten** sind die am meisten verwendete Gruppe von Medikamenten zum Selbstmordversuch. Darunter finden sich häufig **Benzodiazepine,** z. B. Diazepam, gegen welche ein spezifisches Antidot zur Verfügung steht (Anexate®). Die Halbwertszeit ist deutlich geringer als die der Benzodiazepine. Die primäre Giftelimination wird durch das Antidot ermöglicht. Besondere Beachtung verdienen auch die **Bromharnstoffderivate,** welche meist unter Sicht mit dem Gastroskop abgesaugt werden müssen und sonst lange an der Magenwand kleben bleiben; die Vergiftungsdauer nimmt zu. In schweren Fällen muß apparativ entgiftet werden. Die Gruppe der **Antidepressiva** fällt durch Auslösung von Krämpfen, Herzrhythmusstörungen und atropinähnliche Vergiftungsbilder auf.

Bei **Antiarrhythmika** und **Digitalispräparaten** darf möglichst keine Magenspülung durchgeführt werden, damit die meist wasserlöslichen Substanzen nicht durch frühzeitige hohe Konzentrationen am Herzen einen Herzstillstand verursachen. Hier ist neben den weiteren im „Allgemeinen Teil" erwähnten Maßnahmen frühzeitig ein transvenöser Herzschrittmacher zu legen.

5.2.4 Verätzungen

Ätzgifte zerstören Gewebe, das kann zu Perforationen am Magen, der Speiseröhre, dem Darm, zur Erblindung am Auge oder zum Ersticken bei Einwirkung auf den Kehlkopf führen. Hautkontamination ist mit Wasser zu beenden, danach wie Verbrennungen behandeln.

Säuren bewirken die Fällung von Gewebeeiweiß, Koagulation.
Laugen durch Verflüssigung fortschreitende Gewebequellung, Kolliquation.

Nach oraler Aufnahme von bis zu einem Liter Wasser (keine Kohle geben!) in der Klinik Magenspiegelung. Bei Inhalation Gabe von Sauerstoff und Kortikosteroiden. Die Intubationsindikation bei toxischem Lungenödem ist großzügig zu stellen.

5.2.5 Pflanzenschutzmittel

Diese Bezeichnung ist irreführend! Es sind wohl eher Insektenvernichtungsmittel. Gefährliche Vertreter sind die auch bei Kleingärtnern „beliebten" **Organophosphate,** wie E 605.

Sie sind übelriechend und durch charakteristische Einfärbungen blau oder lila gekennzeichnet und so auch vor Ort am Patienten meist zu identifizieren. Sie hemmen

den Abbau von Cholinesterase und führen zu einer Azetylcholinanreicherung im
Patienten.

- Speichelfluß
- Tränenfluß
- Steigerung der Bronchialsekretion
- Bradykardie
- spontaner Abgang von Urin und Stuhl
- exzessives Schwitzen
- Muskelzuckungen
- Krämpfe
- Atemlähmung

Nach sofortiger primärer Entgiftung (s. a. 5.1) auch durch Magenspülung vor Ort
müssen meist Atropininfusionen als Antidot (s. a. 7.2.4) eingesetzt werden. Intubation
und Beatmung sind fast immer notwendig.

5.2.6 Drogennotfall

Der Begriff der Droge ist dehnbar. Dennoch erwartet uns unter dem Stichwort
Drogennotfall meist eine Vergiftung mit illegalen Suchtmitteln. Die inkorporierte
Dosis kann daher nicht genau ermittelt werden, verschiedene Anwendungsweisen
können auch dem Erfahrenen die sichere Beurteilung unmöglich machen.

Bei der Vergiftung durch **Weckamine** (Speed), oft überdosierte Appetitzügler, sehen
wir völlige Enthemmung, Halluzinationen und jede Art von Herz-Kreislaufsensatio-
nen. Die Körpertemperatur ist erhöht, die Patienten schwitzen stark.
- Therapie: meist Benzodiazepine, „Talk down", Überwachung!

Bei **Kokain** entwickelt sich eine starke psychische Abhängigkeit; oft in höheren
gesellschaftlichen Schichten zu finden. Die Symptome sind denen der Weckamine
ähnlich, dazu kommen Rededrang, Sehen von nicht vorhandenen „Tierchen" auf der
eigenen Haut, weite Pupillen.
- Therapie: mit Benzodiazepinen, Gesprächen („Talk down"), Überwachung!

Schnüffelstoffe wie Kleber, Benzin und andere aromatische Stoffe erzeugen auch
psychotische Bilder bei Patienten. Die Einschätzung der „fast unbegrenzt" verfügba-
ren Suchtmittel ist dem Patienten nicht möglich, zumal die erwünschten Wirkungen
und gefährliche Nebenwirkungen sehr nahe beieinander liegen (Koma, Herzrhythmusstörungen und Tod). Sie sind billige Einsteigerdrogen in unteren sozialen
Schichten, besonders bei Jugendlichen. Schwerste Langzeitschäden werden beobachtet.
- Therapie: forcierte Hyperventilation, eventuell Beatmung oder Hämoperfusion bei
  vital Bedrohten.

Halluzinogene wie Cannabis, Haschisch und Marihuana, LSD und Meskalin („Piece")
führen zu psychotischen Krankheitsbildern. Dabei kommt es zu auffallender Rötung
der Schleimhäute (Kaninchenaugen) und Reizhusten, Hör- und Sinnesstörungen

besonders für thermische Reize. „Trennung" von Körper und Geist führt zum Gefühl, fliegen zu können, Folge: Fenstersturz!
- Therapie: Benzodiazepine, „Talk down", Überwachung!

Morphine, besonders Heroin, produzieren die meisten Drogentoten. Die schnelle Überwindung der Blut-Hirn-Schranke und die Verstärkung der Wirkung mit Barbituraten oder sogar Strychnin (!) führt bei inkonstanten „Liefer- und Produktionsquellen" immer wieder zum Tod von „Testfahrern", die häufig auch nach Gefängnisaufenthalten die Wirksamkeit neuer Lieferungen oder Verschnitte „preiswert prüfen dürfen". Gelegentlich auch Selbstmord von Abhängigen („Goldener Schuß").

Unter dem Bilde der Atemdepression mit sehr langsamer Atemfrequenz werden Intoxizierte meist bewußtlos aufgefunden, die Pupillen sind meist stecknadelkopfgroß, bei zunehmender Hypoxie weiten sie sich oft wieder.
- Therapie: Naloxon 0,005 mg/kg KG i. v. (Handschuhe, Kanüle nicht wieder in Hülle stecken, sondern als Sondermüll entsorgen [HIV, Hepatitis!]).

Überwachung; die Halbwertszeit des Antagonisten ist kleiner als die von Heroin.

5.2.7 Suizidalität

Die Beurteilung der Suizidalität eines Patienten unter Medikamenten-, Drogen- oder Alkoholeinfluß, aber auch nach derartigen exogenen Intoxikationen ist äußerst schwierig und deshalb dem Fachpsychiater vorbehalten. Besteht jedoch der Verdacht sinngemäß Paragraph 1 des Gesetzes über die Unterbringung von Geisteskranken und Süchtigen (Berlin), daß Personen, die wegen Geisteskrankheit, Rauschgift oder Alkohol die öffentliche Sicherheit und Ordnung oder sich selbst oder andere ernstlich gefährden, so können sie gegen ihren Willen in einer Heil-, Pflege- oder sonstigen geeigneten Krankenanstalt untergebracht werden, wenn das zuständige Gericht die Unterbringung anordnet.

Der Amtsarzt oder sein Vertreter müssen dies gegebenenfalls beantragen, eine einstweilige Unterbringung darf das Gericht dann bei Fortbestehen der Gründe zunächst für 6 Wochen und mit Verlängerungen für maximal 3 Monate aussprechen (Erstellung eines Gutachtens). Sodann wird über die vorläufige Unterbringung entschieden und nach spätestens 2 Wochen über die weitere Unterbringung.

Kann der Gerichtsbeschluß, z. B. im Notfall, nicht sofort herbeigeführt werden, so kann der Amtsarzt oder sein Vertreter eine vorläufige Einweisung auch ohne ihn vornehmen, ist auch der Vertreter des Gesundheitsamtes verhindert, so kann nach Übereinkunft zwischen der Polizei und einem Arzt **(Notarzt)** die Polizei vorläufig einweisen, wenn der Arzt dies für erforderlich hält. Auch die ärztliche Leitung einer für die Unterbringung geeigneten Institution kann die Einweisung veranlassen, eine richterliche Überprüfung hat jedoch bis zum Ablauf des folgenden Tages stattzufinden, andernfalls ist der Patient zu entlassen. Die richterliche Überprüfung hat die Gesundheitsbehörde zu veranlassen.

6 Leitsymptom: Akutes Abdomen

Das akute Abdomen ist keine eigenständige Erkrankung, sondern eine Kombination von Symptomen, die eine Diagnostik und Therapie **unter erheblichem Zeitdruck** veranlaßt.

- Abwehrspannung
- zunehmende Schockzeichen
- Verminderung oder Aufhebung der Darmmotilität
- Schmerzen
    - zunächst brennender Dehnungsschmerz **(viszeral)**, Patient unruhig
    - dann meist schneidender Peritonealschmerz **(somatisch)**, Patient meist auffallend ruhig

Daher ist dieses Syndrom auch kein Alarmierungsstichwort für Notarztwagen, zumal sich die Lebensgefahr meist nicht unmittelbar, sondern „mittelbar" innerhalb von einigen Stunden entwickelt.

6.1 Schmerzursachen und allgemeine Therapie

Schmerzarten sind die **plötzlich einsetzende Kolik** mit Auf- und Abschwellen des Schmerzes bei Gallen- oder Nierensteinen, die bei Perforation von Hohlorganen häufig Vernichtungscharakter annehmen können. Die zunächst aufgrund der segmentalen Versorgung des Bauchfelles gute Eingrenzbarkeit des somatischen Schmerzes generalisiert meist bei entzündlichen Veränderungen und natürlichem Verlauf der Erkrankung über den ganzen Bauch. Bei Ausstrahlung der Schmerzen können wichtige Hinweise von der „Lokalisation" ausgehen. Angaben dieser schmerzenden Hautareale (Headsche Zonen) finden wir häufig bei

- Pankreatitis   vom linken Oberbauch in **linke Schulter**
- Gallenkolik   vom rechten Oberbauch in **rechte Schulter**
- Ulcus duodeni   vom Nierenlager   in **rechte Schulter** und **Achselhöhle**
- Nierenkolik   in **Hoden, Schamlippen**

Bei der Palpation des Abdomens können wertvolle Anhaltspunkte über die Ursache des akuten Abdomens gewonnen werden. Im rechten Unterbauch kann ein Druckschmerz auf eine Appendizitis hinweisen (McBurney-Punkt), ein Abszeß, ein Tumor oder bei Kindern eine Invagination gelegentlich durch die Bauchdecken getastet und sonographisch dargestellt werden. Links neben der Wirbelsäule kann bei Pankreatitis in Höhe der 12. Rippe ein Druckschmerz auslösbar sein (Boas-Punkt). Bei Streckung oder Drehung im Hüftgelenk kann ein Schmerz hinweisend auf einen entzündlichen

Beckenprozeß sein. Blutungen nach Trauma oder Mesenterialgefäßverschlüssen (Hyperlaktatämie) führen früh zu diffuser Spannung des Abdomens.

Wichtig ist die Untersuchung des Enddarmes mit dem behandschuhten Finger (Blut, Stuhl?). Die Befunde bei der Perkussion sind unsicher (Luft?), und die Auskultation gibt Aufschluß über verstärkte bzw. verminderte Darmperistaltik oder „Totenstille" im Abdomen.

Reflektorisch entsteht am Abdomen die Abwehrspannung, welche im natürlichen Verlauf generalisiert und schließlich nicht mehr überwindbar ist, sogenannter „brettharter Bauch". Neben diesem absoluten Alarmzeichen können Volumenmangelschock (s. 1.1.1) oder septischer Schock (s. 1.1.2.4) ein vital bedrohliches Krankheitsbild anzeigen und notfallmäßige Intervention erfordern!

- Bilanzierte Volumentherapie nach Blutdruck, Herzfrequenz und Venendruck!
- Legen einer Magensonde zur Entlastung von Sekreten und Luft

Weitere Diagnostik schnellstmöglich!

- Abdomenübersichtsaufnahme zum Nachweis
  - freier Luft,
    sie ist jedoch meist besser auf Thoraxaufnahmen zu sehen
    (Perforation eines Hohlorgans?)
  - von Spiegeln oder stehenden Schlingen
    (Dünndarm- oder Dickdarmileus?)
  - Pankreaskalk
    (Pankreatitis?)
- Thoraxaufnahme
  - freie Luftsicheln im Abdomen?
  - Ausschluß basaler Pneumonie

Zur Abklärung kann auch die Lavage des Abdomens nach Einführung eines Tenkhof-Katheters sinnvoll sein; nach Einfüllen von 1000 ml Kochsalzlösung entleert sich beim Ablassen Blut oder Eiter in das System.

Differentialdiagnostisch müssen extraperitoneale Ursachen und pseudoperitoneale Erkrankungen ausgeschlossen werden, da bei ihnen operative Eingriffe kontraindiziert sind:
- Pleuropneumonie
- Pneumothorax
- Herzinfarkt
- Bandscheibenprolaps
- Pyelonephritis
- retroperitoneales Hämatom
  (Op-Indikation abhängig von der Ursache)
- Vergiftungen mit
  - Thallium

- Blei
- Arsen
- Nikotin (Kinder!)
● Stoffwechselerkrankungen
- Coma diabeticum
- Porphyrie
● Bluterkrankungen
- hämolytische Krise (Sichelzellenanämie)
- Thrombotisch-thrombocytopenische Purpura
- Leukosen
● Infektionen
- Malaria
- Typhus
- Mononukleose
- Lymphknoten-Tbc
● Hyperkalzämische Krise (evtl. Nebenschilddrüsen-OP)
- Paraproteinämie

Abgegrenzt werden sollten Erkrankungen, deren konservative der operativen Therapie überlegen ist, dies sind Pankreatitis, Ulzera, Enteritis, Colitis ulcerosa, M. Crohn, Organinfarkte oder Adnexitiden. Natürlich ist die Abgrenzung von Organperforation, Abszessen, Ileus, Bauchhöhlenschwangerschaft, Mesenterialarterienverschluß oder Aortenaneurysma mit Ruptur gelegentlich sehr schwierig. Hier sollte dann **frühzeitig eine Probelaparatomie** durchgeführt werden, da die Konsequenzen des Zuwartens irreversible Schäden oder den Tod des Patienten bedeuten können.

7 Pharmakologie

7.1 Notfallmedikamente

Das Wissen um die wichtigsten Medikamente kann im Notfall lebenswichtige Konsequenzen haben. Das korrekte Anmischen, Aufziehen und die indizierte Verabreichung sind wesentliche Elemente der Notfalltherapie und sind in Indikationsstellung und Verantwortlichkeit Sache des Arztes. Delegation derartiger Therapien sind unter bestimmten Bedingungen möglich. Krankenpflegepersonal und Rettungssanitäter sollten auch die prinzipielle Wirkart und den Zweck des Einsatzes von Medikamenten verstehen. Nur so kann eine effiziente Teamarbeit erreicht und der Patient auch vor Ort definitiv versorgt werden.

Dieses Kapitel veranschaulicht die wesentlichen Informationen für die am meisten verwendeten Notfallmedikamente, die aus den Notfallkoffern und im Schockraum oft gebraucht werden. Unerwähnt bleiben in diesem Zusammenhang seltener verwandte Substanzen, wie sie in den Sonderampullarien bevorratet werden (s. Kap. 9.6).

7.1.1 Substanzname   **Adrenalin**
(s. a. 7.2.1)

Handelsname	Suprarenin 1 mg/1 ml je Amp.
Synonyme	–
Herkunft	körpereigenes Hormon, synthetisch hergestellt
Wirkung	beschleunigt Herztätigkeit stärkt Herzkraft erweitert Bronchien verengt periphere Blutgefäße
Anwendung	Herz-Kreislaufstillstand Anaphylaxie schwere Bronchialverengung
Dosierung	
Herz-Kreislauf- stillstand	0,5–1 mg i. v., dann alle 5 min 1 mg intratracheale Anwendung 1–2 mg in 10–20 ml NaCl 0,9%
Anaphylaxie	0,05–0,1 mg verdünnt alle 3–5 min
Bronchialasthma	0,05–0,1–0,5 mg i. v. und/oder s. c.

Bemerkungen

Bei intratrachealer Anwendung immer verdünnen, da sonst das geringe Volumen kaum den Resorptionsort in der Lunge erreichen kann.

Achtung! Sprachliche Verwechslung mit Nor-Adrenalin möglich.
Jargon: „Supra!"

7.1.2 Substanzname

Ajmalin
(s. a. 7.2.2)

Handelsname	Gilurytmal Neo-Gilurytmal
Synonyme	Antiarrhythmikum
Herkunft	synthetisch
Wirkung	wirkt sowohl bei supraventrikulären als auch bei ventrikulären Herzrhythmusstörungen
Anwendung	supraventrikuläre und ventrikuläre Herzrhythmusstörungen
Dosierung	langsam $1/_2$–1 Amp. i. v. (25–50 mg) alternativ Dauerinfusion (Pumpe), s. 7.2.2 Beginn mit 10–20 mg/Std.

Bemerkungen

Kann Blutdrucksenkung verursachen;
Breite des QRS-Komplexes im EKG messen
– wenn zu breit (QRS > 0,11 s), dann überdosiert.
Auch die QT-Dauer darf nicht über 15% des Ausgangswertes zunehmen!

7.1.3 Substanzname   Analgetika

Handelsname	div. → Novaminsulfon, Acetylsalicylsäure, Dolantin, Temgesic, Fentanyl
Synonyme	Schmerzmittel
Herkunft	synthetisch
Wirkung	teils zentral hemmend auf die Registrierung von Schmerzempfindung (Opiate), teils antientzündlich und zentral (Novaminsulfon) sowie krampflösend
Anwendung	bei starken Schmerzen (Herzinfarkt, Frakturen, Verbrennungen etc.) → Opiode bei leichteren Schmerzen, die auch krampfartigen Charakter haben (Gallen-, Nierenkolik), eher schwächere Schmerzmittel oder Butylscopolamin (Buscopan® s. Sonderampullarium, 9.6)
Dosierung	individuell, je nach Schmerz und Substanz

Bemerkungen

Opiode unterliegen der Betäubungsmittel-Verschreibungsverordnung (BtMVV) – es ist ein Giftbuch zu führen – Mißbrauch wird schwer bestraft (Freiheitsentzug).

7.1.4 Substanzname

Atropin
(s. a. 7.2.4)

Handelsname	Atropin (verschiedene Hersteller) 0,5 mg/1 ml Ampulle 100 mg/10 ml Ampulle (Antidot)
Synoynme	–
Herkunft	Extrakt aus der Tollkirsche, heute synthetisch
Wirkung	hemmt die Wirkungen des Parasympathikus Überträgerstoff Azetylcholin Diese Vagolyse führt dann zu: Steigerung der Herzfrequenz Erweiterung der Pupillen Verminderung von Speichel/Schleim/Schweißproduktion Verminderung des Tonus der glatten Muskulatur (Darm, Bronchien)
Anwendung	Sinusbradykardie Vagolyse vor Intubation oder Magenspülung → Antidot bei Vergiftungen mit organischen Phosphorsäureestern (z. B. E 605)
Dosierung	0,5–1 mg i. v. oder i. m., je nach erwünschtem Wirkungseintritt zur Vagolyse oder bei Bradykardie, als Antidot höher dosieren – nach Wirkung beginnen mit 5–10 mg i. v. und danach als Dauerinfusion

Bemerkungen

Beim grünen Star (Glaukom) kann ein akuter Anfall ausgelöst werden – also immer danach fragen!

7.1.5 Substanzname   Betablocker

Handelsname	diverse → Beloc, Tenormin, Dociton, und viele andere
Synonyme	–
Herkunft	synthetisch
Wirkung	hemmen die Auswirkungen der synthetischen und der natürlichen Katecholamine (z. B. Adrenalin) auf ihre Endorgane und verlangsamen dadurch die Herztätigkeit, schwächen die Herzkraft, senken über Frequenzreduktion den Blutdruck, wirken bronchialverengend
Anwendung	bei hohem Blutdruck, zur Senkung zu hoher Herzfrequenz, als „Antidot" bei Überdosierung von Katecholaminen, bei der Hyperthyreose, bei Angina pectoris
Dosierung	individuell – bei verschiedenen Substanzen unterschiedlich

Bemerkungen

Bei Asthma wegen der bronchokonstriktorischen Wirkung verboten!

7.1.6 Substanzname   Bikarbonat

Handelsname	Natriumbikarbonat
Synonyme	Pufferlösung
Herkunft	anorganisch, industriell
Wirkung	Natriumsalz der Kohlensäure zerfällt in Na und Kohlensäure in Blutbahn unter Aufnahme von Wasserstoffionen (die bei der Azidose = Säuerung vorhanden sind). Kohlensäure wird in Kohlendioxid und Wasser gespalten – Wasser bleibt im Körper – Kohlendioxyd wird abgeatmet, also können so die Wasserstoffionen vermindert und die Säuerung reduziert werden
Anwendung	zur Behandlung der metabolischen Azidose (Säuerung)
Dosierung	individuell

Basenexzeß × kg KG × 0,3 mval,
da Basenexzeß zunächst nicht bekannt, initial beim Erwachsenen – z. B. Reanimation
50–100 mval = ml der 8,4%igen Lösung i. v.

Bei Säuglingen ist die Konzentration auf die Hälfte mit Glukose 5% zu reduzieren
erfahrungsgemäß werden initial 3–10 mval Natriumbikarbonat verabreicht

Bemerkungen

Möglichst nicht in periphere Venen spritzen, da sehr alkalisch und stark venenwandreizend – Venenentzündung!

7.1.7 Substanzname   Buprenorphin

Handelsname	Temgesic
Synonyme	Analgetika
Herkunft	synthetisch
Wirkung	→ Analgetika
Anwendung	→ Analgetika bei starken Schmerzen
Dosierung	½–1 Amp. = 0,15–0,3 mg langsam i.v., evtl. gemischt mit Psyquil®, da häufig Brechreiz ausgelöst wird, auch als Sublingualtablette vorhanden

Bemerkungen

Unterliegt der BtMVV

7.1.8 Substanzname   Calcium 10%

Handelsname	diverse Hersteller meist Ca-Glukonat, aber auch Ca-Chlorid
Synonyme	–
Herkunft	anorganischer Stoff (Kalk), kommt hauptsächlich im Knochen vor, dient in den Geweben bei der Kraftübertragung, unterstützt die Blutgerinnung
Wirkung	steigert Herzkraft, verringert Durchlässigkeit der Zellmembranen, wirkt „gefäßabdichtend"
Anwendung	bei allergischen Reaktionen nach mehreren Blutkonserven bei echtem Kalziummangel bei Fluorverätzung lokal früher bei Reanimation (Entkopplung)
Dosierung	In der Regel 1 Amp. (= 1 g) langsam beim liegenden Patienten intravenös, bei Fluorverätzung lokal umspritzen

Bemerkungen

Vorsicht! wenn Patient gleichzeitig → Digitalis einnimmt,
früher auch beim Hyperventilationssyndrom gegeben – dabei ist aber kein Ca-Mangel vorhanden – deshalb hierbei heute

→ CO_2-Rückatmung
→ Diazepam

7.1.9 Substanzname

Clonidin
(s. a. 7.2.5)

Handelsname	Catapresan Amp. 1 ml = 0,15 mg
Synonyme	–
Herkunft	synthetisch
Wirkung	blutdrucksenkend durch Beeinflussung des zentralen Gefäßzentrums im verlängerten Rückenmark
Anwendung	erhöhter Blutdruck, welcher auf andere Substanzen → Nitro → Nifedipin → Hydergin nicht anspricht, als Dauerinfusion zur Behandlung des Alkoholentzugsdelirs
Dosierung	Initial ½–1 Amp. i. v. (verdünnt 1 ml mit 9 ml NaCl 0,9%) ggf. unverdünnt i. v./i. m., als Infusion meist nicht unter Notfallbedingungen

Bemerkungen

Achtung! Kann Tachykardie und anfängliche Blutdrucksteigerung verursachen, eventuell auch Bradykardie.

7.1.10 Substanzname   Corticoide
(s. a. 7.2.3)

Handelsname	diverse Präparate: Solu-Decortin, Urbason sol., Fortecortin
Synonyme	Glucocorticoide
Herkunft	Verwandte der körpereigenen Nebennierenrindenhormone mit gleichartigen Wirkungen, oft aber wesentlich stärker
Wirkung	antientzündlich, membranabdichtend, lysosomenstabilisierend, sie schwächen die Abwehrkraft bei langfristiger Gabe
Anwendung	zur Unterdrückung der entzündlichen Abwehr des Organismus (z. B. tox. Lungenödem), zur Vermeidung/Beeinflussung von Ödemzuständen (Hirnödem, evtl. bei Rhythmusstörungen und akutem Myokardinfarkt, bei Reanimationen, im septischen Schock, bei Status asthmaticus, beim Glottisödem teilweise sehr umstritten, da die Wirkungen nicht sehr gut meßbar sind)
Dosierung	individuell – abhängig von der verwendeten Substanz

Bemerkungen

Sowohl Fertigspritzen mit gelöster Substanz als auch mit aufzulösendem Pulver im Handel.

Verabreichung eines Aerosols
1. Gut schütteln!
2. Forciert ausatmen lassen, Mundrohr soll mit den Lippen umschlossen werden.
3. Kopf in den Nacken!
4. Tief einatmen lassen, dabei einmal auf den Behälterboden drücken.
5. Kurz Luft anhalten lassen.
6. Mundrohr entfernen, langsam ausatmen lassen.
7. Für jeden weiteren Hub ebenso!

7.1.11 Substanzname   Dexamethason

Handelsname	Fortecortin
	unterschiedliche Konzentrationen
Synonyme	→ Corticoide
Herkunft	synthetisch
	wirkungsverwandt mit den körpereigenen Hormonen
	Prednison/Kortisol
Wirkung	Stabilisierung der Zellmembran
	entzündungshemmend
Anwendung	bei Erkrankungen, bei denen Ödeme zu erwarten sind
	oder bei denen Entzündungsreaktionen ablaufen (werden), deren Folgen dann evtl. irreversibel sind
	Allergien / Status asthmaticus
	Hirnödemprophylaxe
	Reanimation + Rhythmusstörungen
	(umstritten)
Dosierung	40–100 mg i. v.

Bemerkungen

Zahlreiche ähnliche oder in der Wirkung vergleichbare Produkte auf dem Markt. Da die Wirkungen schlecht meßbar sind, ist auch eine direkte Beurteilung der Effekte schwierig.

7.1.12 Substanzname   Diazepam

Handelsname	Valium
	auch von anderen Firmen als „generic"
Synonyme	Tranquilizer
Herkunft	synthetisch
Wirkung	→ Sedativa
Anwendung	→ Sedativa
Dosierung	individuell
	Sedation 5–10 mg
	Kardioversion 20–40 mg
	1 Amp. enthält 10 mg

Bemerkungen

Die Injektion in eine periphere Vene kann schmerzen, dann Kochsalz nachspritzen!

7.1.13 Substanzname   Dobutamin
(s. a. 7.2.6)

Handelsname	Dobutrex 1 Amp. enthält 250 mg Pulver
Synonyme	–
Herkunft	synthetisch hergestellt
Wirkung	steigert Herzkraft, in geringerem Maß auch Herzfrequenz und Blutdruck
Anwendung	bei Herzschwäche → kardiogener Schock in Kombination mit → Nitroglyzerin → Dopamin
Dosierung	individuell, verdünnt, mit Injektionspumpe, z. B. 1 ml enthält 1 mg Anfangsdosis 10–20–30 mg/St.

Bemerkungen

Immer mit Injektionspumpe verabreichen, **nie** mit alkalischen Lösungen mischen!

7.1.14 Substanzname   Dopamin
(s. a. 7.2.7)

Handelsname	Dopamin (Giulini) 1 Amp. 5 ml/ 50 mg
	Dopamin (Giulini) 1 Amp. 10 ml/200 mg
	Dopamin (Nattermann) 1 Amp. 10 ml/ 50 mg
	Dopamin (Nattermann) 1 Amp. 5 ml/200 mg
Synonyme	–
Herkunft	körpereigener Überträgerstoff
	synthetisch hergestellt
Wirkung	beschleunigt Herztätigkeit
	steigert Herzkraft
	verbessert Nierendurchblutung
	verengt periphere Gefäße – wirkt
	damit u. U. blutdrucksteigernd
	→ Noradrenalin → Adrenalin
	steigert Durchblutung von Nieren und Splanchnikus-gebiet
Anwendung	als verdünnte Lösung, z. B. 1 ml enthält dann 1–4–10 mg, über Injektionspumpe zur Blutdrucksteigerung;
	bei Reanimation als Alternative zu → Adrenalin unverdünnt
Dosierung	individuell, z. B. mit 10–15 mg/Std. beginnen
	(3–17 µg/kg KG/min)

Bemerkungen

Nie mit alkalischen Lösungen mischen, da sonst Aktivitätsverlust!

7.1.15 Substanzname Etilefrin

Handelsname	Effortil
Synonyme	Betamimetikum
Herkunft	synthetisch
Wirkung	wirkt durch Vasokonstriktion blutdrucksteigernd
Anwendung	bei niedrigem Blutdruck, z. B. nach Kollapszuständen, die nicht durch Herzinfarkt oder andere schwere Erkrankungen ausgelöst wurden
Dosierung	sehr langsam i. v., sonst nur verdünnt über Infusionspumpe oder i. m. $\frac{1}{2}$–1 Amp.

Bemerkungen

Kann Rötung des Gesichts verursachen
Herzklopfen
überschießender Blutdruckanstieg
Vorsicht bei organischen Herz-Kreislauferkrankungen!

7.1.16 Substanzname   Etomidate
(s. a. 7.2.8)

Handelsname	Hypnomidate Amp. 10 ml enthält 20 mg
Synonyme	Narkosemittel
Herkunft	synthetisch
Wirkung	Kurzhypnotikum keine analgetische Eigenschaft
Anwendung	für kurze Narkosen zur Einleitung und Erhaltung des Schlafzustandes zur Intubation mit Analgetika zusammen zur Kardioversion
Dosierung	effektive Dosis 0,15–0,3 mg/kg KG, d.h. für 70 kg → 10,5–21 mg, d.h. $\frac{1}{2}$–1 Amp. langsam i.v.

Bemerkungen

Kann zu unkontrollierten Muskelzuckungen führen – deshalb ist Prämedikation mit Diazepam (5 mg) empfehlenswert. Dauer der Kurznarkose ca. 10 min
Lokale Unverträglichkeit ist möglich.

7.1.17 Substanzname   Fenoterol
(s. a. 7.2.20)

Handelsname	Berotec
	Partusisten
Synonyme	Beta-Sympathikomimetika, Tokolytika
Herkunft	synthetisch
Anwendung	als Aerosol
	Behandlung und Verhinderung der Atemnot bei Asthma bronchiale
	Wehenhemmung (hier meist intravenös)
	s. 1.5 oder Dauerinfusion
Dosierung	bei Asthma bronchiale
	max. 12 Hübe/Tag
	zur Notfalltokolyse
	alle 30 min 2 Hub
	(besser individuell dosieren)
	(evtl. behandlungsbedürftige Tachykardie)
	zur Notfalltokolyse
	0,5–3 µg/min als Notfalltropf

Bemerkungen

Bei Induktion von Tachykardien ist das Gegenmittel meist → Verapamil

Verabreichung eines Aerosols: s. 7.1.10

7.1.18 Substanzname   Furosemid
(s. a. 7.2.9)

Handelsname	Lasix auch von anderen Firmen als „Generic"
Synonyme	Diuretikum, schnellwirksam
Herkunft	synthetisch
Wirkung	hemmt die Natriumwiederaufnahme in bestimmten Teilen der Niere und damit auch die Wasserwiederaufnahme; im Effekt verliert der Patient also Wasser und Natrium, aber auch Kalium und Magnesium
Anwendung	zur Entwässerung über obigen Mechanismus bei Ödemzuständen, bei denen es auf rasche Wirkung ankommt, wie z.B. Lungenödem
Dosierung	individuell, nach Wirkung bei Lungenödem z. B. 40–80 mg als langsam injizierte Einzeldosis i. v. – stationär auch bis zu 1 000 mg pro Tag über Injektionspumpe

Bemerkungen

Sehr stark wirksam,
wegen des Elektrolytverlustes kann es bei längerer Behandlung auch zu Herzrhythmusstörungen und Muskelkrämpfen kommen
Achtung – langsam spritzen, da sonst vorübergehende Taubheit auftreten kann!

7.1.19 Substanzname   Glucose

Handelsname	Glucose (versch. Hersteller)
Synonyme	–
Herkunft	synthetisch
Anwendung	als Mittel bei der Hypoglykämie zur parenteralen Ernährung als Tropfinfusion
Dosierung	bei Hypoglykämie 50–100 ml der 50%igen Lösung zum Offenhalten von Zugängen als 5- oder 10%ige Lösung

Bemerkungen

> 20%ige Lösungen nicht in periphere Venen spritzen, da sie wie Verödungsmittel wirken!

7.1.20 Substanzname   Glykoside

Handelsname	als Digoxin, z.B. Novodigal als Digitoxin, z.B. Digimerck als Strophantin, z.B. Kombetin
Synonyme	Herzglykoside
Herkunft	aus verschiedenen Spezies des Fingerhuts sowie aus anderen Pflanzen
Wirkung	beeinflussen die Herzkraft durch Modulation des Kalziumeinstroms in die Herzmuskelzelle wirken ähnlich aber auch an anderen Organen können tachykarde Herzrhythmusstörungen günstig beeinflussen hemmen AV-Überleitung
Anwendung	zur Therapie der Herzinsuffizienz (Herzschwäche) zur Therapie tachykarder Herzrhythmusstörungen
Dosierung	individuell, einschleichend die Wirkung tritt erst verzögert ein, der Bereich zwischen guter Wirkung und lebensbedrohlicher Vergiftung (Rhythmusstörungen) ist sehr eng.

Bemerkungen

Seltener akut verwendet.

Immer erst ausschließen, daß Patient bereits digitalisiert ist, da sonst Gefahr der Vergiftung.

Vergiftungssymptome sind Farbensehen, Übelkeit, Erbrechen, Durchfälle, Rhythmusstörungen.

7.1.21 Substanzname   „Hydergin"
Dihydroergocristin
Dihydroergocornin
Dihydroergocryptin
(s. a. 7.2.10)

Handelsname	Hydergin Ampullen mit 1 oder 5 ml im Handel
Synonyme	–
Herkunft	synthetisch verändertes Alkaloid aus dem Mutterkorn
Wirkung	wirkt vor allem gefäßerweiternd und damit blutdruck- senkend
Anwendung	zur leichten Blutdrucksenkung fraglich zur besseren Hirndurchblutung
Dosierung	initial 1 Amp. i. v. (1 ml), eventuell (stationär) als Dauerinfusion (Pumpe), 1–2–3 ml/Std.

Bemerkungen

Nicht von allen Notärzten angewendet.

7.1.22 Substanzname   Kalium

Handelsname	von verschiedenen Herstellern als K-Bikarbonat oder K-Chlorid
Synonyme	–
Herkunft	aus der anorganischen Natur
Wirkung	ist für die elektrische Erregungsübertragung an allen Geweben erforderlich

Minderung führt am Herzen zu überschießender Erregung, die sich als Extrasystolen oder als therapierefraktäres Flimmern/Flattern äußern

Zu hohe Konzentration kann Herzstillstand verursachen

Anwendung normalerweise als Zusatz zu Infusionslösungen im Rahmen der parenteralen Ernährung

ausnahmsweise langsam i. v. bei therapierefraktären Herzrhythmusstörungen z. B. im Rahmen der Reanimation

Dosierung	sehr individuell 10–20 mval als Einzeldosis

Bemerkungen

Vorsicht! Kann bei schneller Injektion Herzstillstand verursachen. Sprachliche Verwechslung mit Kalzium möglich – immer Rückfrage halten!

7.1.23 Substanzname   Ketamin

Handelsname	Ketanest Amp. zu 10 mg/ml und 50 mg/ml
Synonyme	Kurznarkotikum Narkosemittel
Herkunft	synthetisch
Wirkung	wirkt analgetisch und hypnotisch
Anwendung	zur Allgemeinnarkose für kurze Eingriffe, bei schweren Schmerzzuständen als Analgetikum (z. B. eingeklemmte Person) als Narkotikum beim Großeinsatz
Dosierung	0,7–2 mg/kg i. v. analgetisch 4–8 mg/kg i. m. narkotisch also bei 70 kg → 49–140 mg, d. i. im Mittel ½ Amp. der Lösung mit 10 mg/ml

Bemerkungen

Achtung!
Zwei verschiedene Konzentrationen verfügbar
20 ml Amp. mit 10 mg/ml
(Durchstechflaschen)
10 ml Amp. mit 50 mg/ml

Nicht einsetzen bei Schädel-Hirn-Trauma, kann Hirndruck verstärken!

Der Einsatz als Infusion ist in verschiedenen Konzentrationen möglich. Wegen „Horrortrips" sollten zusätzlich Benzodiazepine eingesetzt werden.

7.1.24 Substanzname Lidocain
(s. a. 7.2.12)

Handelsname	Xylocain, auch als „Generic" im Handel
Synonyme	Lokalanästhetikum
Herkunft	synthetisch
Wirkung	wirkt durch elektrophysiologische Änderungen an der Nervenzellmembran hindernd auf die Erregungsausbreitung und damit auch hindernd auf die Meldung von Schmerzsignalen Diese „betäubende" Wirkung zeigt sich auch am Herzen; dort werden ventrikuläre Extrasystolen unterdrückt
Anwendung	Lokalbetäubungsmittel Antiarrhythmikum
Dosierung	zur Lokalanästhesie: 0,5–2%ige Lösung infiltrieren, ggf. mit Adrenalin als Antiarrhythmikum als Bolus 100 mg meist = 1 Amp. i. v.; danach ggf. Dauerinfusion mit 100–200 mg/h für die Infusion gibt es Konzentratampullen mit 20%iger Lösung, d. h. 1 Amp. = 1 000 mg

Bemerkungen

Bei zu schneller Infusion resp. zu großer injizierter Menge können Krampfzustände auftreten!

7.1.25 Substanzname   Metoclopramid

Handelsname	Paspertin, auch als „Generic"
Synonyme	Antiemetikum
Herkunft	synthetisch
Wirkung	wirkt zentral und im Magendarmtrakt bei Übelkeitszuständen
Anwendung	bei Erbrechen resp. Übelkeit unterschiedlichster Genese bei Subileus
Dosierung	notfallmäßig 1–(2) Amp. langsam i. v.

Bemerkungen

Kann in hoher Dosierung Nebenwirkungen extrapyramidaler Art wie Neuroleptika verursachen.

Bei Zungen-Schlund-Krämpfen Antidot: Akineton® (Sonderampullarium)!

7.1.26 Substanzname   Midazolam

Handelsname	Dormicum
Synonyme	–
Herkunft	synthetisch
Wirkung	→ Sedativa
Anwendung	→ Narkoseeinleitung Operationsvorbereitung Krampfanfälle
Dosierung i. v.	0,05–0,2 mg/kg KG i.v. je nach Indikation Narkoseeinleitung 0,15–0,2 mg/kg Operationsvorbereitung 0,05–0,1 mg/kg Krampfanfall bis 0,2 mg/kg

Bemerkungen

Die Wirkung setzt etwas langsamer ein als bei anderen Benzodiazepinen, wie z.B. Diazepam®, Blutdruckabfall und Atemdepression sind möglich.

● Interessante Variante der Notfallnarkose:
Kombination mit → Ketamin als **Ataranalgesie!**
0,15–0,2 mg/kg Midazolam mit 2 mg/kg Ketamin, Nachinjektionen individuell.

7.1.27 Substanzname   Nifidepin
(s.a. 7.2.14)

Handelsname	Adalat, auch Generica
Synonyme	Kalzium-Antagonisten
Herkunft	synthetisch
Wirkung	hemmt den Kalziumeinstrom in viele Zellen und somit einen wesentlichen zellulären Faktor der Mangeldurchblutung
Anwendung	koronare Herzerkrankung Angina pectoris Bluthochdruck
Dosierung	oral 30–60–80–120 mg am Tag, je nach Grunderkrankung im Notfall bis 20 mg sublingual i.v. 0,6–1,2 mg/h der Fertiglösung

Bemerkungen

Eine sublinguale Darreichungsform steht leider noch nicht zur Verfügung, eine 20-mg-Kapsel kann jedoch mit einer Kanüle angestochen werden und der Inhalt unter die Zunge gegeben werden (Patienten anhalten, nicht zu schlucken, früherer Wirkungseintritt).

Die intravenöse Anwendung ist in der Notfallmedizin nur selten erforderlich (instabile Angina, Bluthochdruckkrise), da die meisten Patienten mit → Nitroglyzerin schmerzfrei oder normoton werden.

Die intravenöse Darreichungsform ist lichtlabil und muß in lichtundurchlässiger Spritze und Infusionsleitung und somit meist in einen zusätzlichen Zugang gegeben werden.

Antidot: Calcium s. 7.1.8.

7.1.28 Substanzname   Nitroglycerin
(s. a. 7.2.15)

Handelsname	Nitro-Pohl (50 ml = 50 mg) Nitro-Kapseln, Nitro-Spray (diverse) Nitro-Tabletten (diverse)
Synonyme	mehrere verschiedene Produkte „Nitrate"
Herkunft	synthetisch hergestellt
Wirkung	wirkt im venösen und im arteriellen Strombett erweiternd, dadurch Verminderung des Blutrückstroms zum Herzen → Herzentlastung und verminderte Pumparbeit (Blutdruck) zusätzliche Entlastung **unblutiger Aderlaß!**
Anwendung	bei kardialen Schmerzzuständen als Folge relativen Durchblutungsmangels der Herzkranzgefäße → Angina pectoris Myokardinfarkt, evtl. hoher Blutdruck
Dosierung	intravenös: nach Wirkung (Schmerzen, Blutdruck) z. B. beginnend mit 3 mg/Std. immer Infusionspumpe Spray: 1–2–3 Hübe unter die Zunge bei Blutdruck auch mehr Kapsel 1–2 Kapsel zerbeißen lassen

Bemerkungen

Wird häufig bei Angina pectoris, die vom frischen Infarkt zu unterscheiden ist, als „Diagnostikum" eingesetzt.
Sehr unsicher, da kein Herzinfarktausschluß.
Spray/Kapsel-Indikation auch durch Patienten, da relativ sicheres Medikament mit kurzer Halbwertszeit.

Auch bei Speiseröhrenspasmus oder Gallen-/Nierenkolik einsetzbar!

7.1.29 Substanzname   Noradrenalin
(s.a. 7.2.16)

Handelsname	Arterenol 1 ml enthält 1 mg 1 ml Ampullen 25 ml Flaschen
Synonyme	–
Herkunft	körpereigenes Hormon, synthetisch hergestellt
Wirkung	wirkt vor allem peripher gefäßverengend und damit unter bestimmten Bedingungen blutdrucksteigernd
Anwendung	bei zu niedrigem Blutdruck als Dauerinfusion unter bestimmten Bedingungen unersetzlich über Infusionspumpe als Alternative zu → Dopamin → Dobutamin
Dosierung	individuell, verdünnen, daß 1 ml 0,1 mg enthält und dann in 0,1-mg-Stufen steigern evtl. gleichzeitig → Hydergin verabreichen

Bemerkungen

Niemals konzentriert injizieren, sondern verdünnt über Injektionspumpe anwenden. Wird selten gegeben. Achtung! Sprachliche Verwechslung mit Adrenalin möglich.

7.1.30 Substanzname   Orciprenalin
(s. a. 7.2.3 u. 7.2.17)

Handelsname	Alupent 1 ml/0,5 mg
	10 ml/5 mg
Synonyme	–
Herkunft	synthetischer Verwandter der Hormone → Adrenalin → Noradrenalin
Wirkung	steigert Herzkraft, Herzfrequenz erweitert Bronchien und Gefäße fördert Erregungsbildung und Ausbreitung am Herzen
Anwendung	früher bei Reanimationen – heute bei Asthma bei Bradykardie als → Antidot bei → Betablocker-Vergiftung/Überdosierung
Dosierung	0,1–0,5 –... 5 mg i.v. nach Wirkung dosieren evtl. als Infusionszusatz

Bemerkungen

Vorsicht! Verursacht Tachykardien
Kann andere Herzrhythmusstörungen auslösen oder verstärken
Kann Blutdruckabfall verursachen
Kann Unruhe erzeugen

7.1.31 Substanzname   Pethidin

Handelsname	Dolantin
Synonyme	Analgetikum, Opiat
Herkunft	synthetisches Derivat des Morphins
Wirkung	→ Analgetika
Anwendung	→ Analgetika bei starken Schmerzen
Dosierung	pur $\frac{1}{2}$–1 Amp. langsam i. v. = 50–100 mg

oder als Cocktail lytique

> = 1 Amp. Dolantin
> + 1 Amp. Hydergin
>   (s. a. 7.1.21)
> + 1 Amp. Atosil
>   (s. a. 7.1.34)

davon 1–2 ml. i. v.

Bemerkungen

Unterliegt der BtMVV!

7.1.32 Substanzname Phenobarbital

Handelsname	Luminal
Synonyme	Hypnotikum, Sedativum
Herkunft	synthetisch Barbitursäureabkömmling
Wirkung	siehe → Sedativa
Anwendung	siehe → Sedativa

Dosierung $\frac{1}{2}$ bis 1–2 Amp., entspr. 100–200–400 mg
als Einzeldosis zur Intubation
zur allgemeinen Sedierung
umstritten in höherer Dosierung
als Barbiturat-Loading zur Hirnprotektion nach Ischämie

Bemerkungen

Wirkt atemdepressiv!

7.1.33 Substanzname   Phenytoin
(s. a. 7.2.18)

Handelsname	Phenhydan, Zentropil
Synonyme	Antiarrhythmika Antiepileptika
Herkunft	synthetisch
Wirkung	wirkt zentral krampflösend wirkt kardial bei durch Digitalis ausgelösten Rhythmusstörungen
Anwendung	als Antiepileptikum (meist als Dauermedikation) bei Digitalis-induzierten Rhythmusstörungen als Einzelgabe i. v.
Dosierung	bei Rhythmusstörungen $\frac{1}{2}$ Amp. = 125 mg nach frühestens 30 min erneut $\frac{1}{2}$ Amp.

Bemerkungen

Ampullen enthalten 250 mg bzw. als Infusionskonzentrat 750 mg.
Letztere nicht injizieren!
Vor und nach Injektion durch Katheter immer mit Kochsalzlösung durchspritzen, da sonst Ausfällung und Wirkungsverlust!

7.1.34 Substanzname   Promethazin

Handelsname	Atosil
Synonyme	Sedativum, Antihistaminikum
Herkunft	synthetisch
Wirkung	siehe → Sedativa
Anwendung	siehe → Sedativa
Dosierung	in der Regel ½–1 Amp., entsprechend 25–50 mg als Einzeldosis i. m. oder i. v.

Bemerkungen

Da die sedierende Wirkung mit wenig Atemdepression verbunden ist, kann der Einsatz beim Asthmatiker oder beim Lungenödem vertreten werden.

7.1.35 Substanzname   Sedativa

Handelsname	diverse, → Diazepam, Atosil, Luminal, Psyquil
Ähnlich	Tranquilizer, Schlafmittel, Hypnotika, Neuroleptika
Herkunft	meist synthetisch
Wirkung	wirken in der Regel durch Veränderungen im Bereich der Signalübertragung im Gehirn direkt narkotisch bzw. durch muskelerschlaffende Wirkung Einige besitzen neben der sedierenden Eigenschaft auch antiemetische bzw. antihistaminische Wirkungen, so daß nicht immer der einschläfernde Effekt gewünscht ist
Anwendung	wenn entweder hypnotischer (Intubation) oder sedierender Effekt (Herzinfarkt, allg. Unruhe) erwünscht ist und gleichzeitig Sauerstoffmangel als Ursache der Unruhe ausgeschlossen ist Psyquil® hat daneben antiemetischen (verringert Brechreiz), Atosil® antihistaminischen Effekt (z. B. bei allergischen Reaktionen)
Dosierung	immer individuell

Bemerkungen

Bei höheren Dosen immer an Gefahr der Atemdepression denken.
Insbesondere bei latentem Volumenmangel können alle Sedativa extreme Hypotonie auslösen!

7.1.36 Substanzname   Succinylcholin

Handelsname	Succinylcholin unterschiedliche Präparate im Handel 1-, 2- und 5%ige Lösungen oder als Trockensubstanz 100/500 mg
Synonyme	Muskelrelaxans
Herkunft	synthetisch
Wirkung	depolarisierendes Muskelrelaxans, welches durch Erschöpfung des Überträgerstoffs Acetylcholin eine Erregung des Muskels unmöglich macht Nach Injektion zunächst starke Muskelfibrillationen, deshalb immer vorher → Sedativum geben
Anwendung	zur kurzdauernden Muskelerschlaffung beim narkotisierten Patienten evtl. zur Intubation künstliche Beatmung muß sichergestellt sein
Dosierung	0,5–1 mg/kg KG i. v.

Bemerkungen

Wird im Notfall selten eingesetzt.
Beatmungsmöglichkeit und ein in Beatmungstherapie erfahrener Arzt müssen zur Verfügung stehen.
Nicht auf allen NAW verfügbar.
Wiederholung der Injektion ist risikoreich.
Das Auslösen von Erbrechen ist möglich.

7.1.37 Substanzname   Terbutalin

Handelsname	Bricanyl
Synonyme	Betamimetikum
Herkunft	synthetisch
Wirkung	wirkt bronchienerweiternd, Tachykardien auslösend
Anwendung	bei Asthma und verwandten Erkrankungen
Dosierung	akut $\frac{1}{2}$ Amp. = 0,25 mg s.c. stationär anfangs $6 \times \frac{1}{2}$ Amp. s.c.

Bemerkungen

Kann auch als Wehenhemmer Verwendung finden: s. 7.1.17
Verabreichung eines Aerosols: s. 7.1.10

7.1.38 Substanzname   Theophyllin
(s. a. 7.2.3)

Handelsname	verschiedene Hersteller z. B. Euphyllin 1 Amp. 10 ml zu 0,24 g als Ampullen, Tabletten/Dragees, Zäpfchen, Notfalleinlauf (!) im Handel
Synonyme	–
Herkunft	synthetisch
Wirkung	wirkt durch Hemmung abbauender Enzyme der → Katecholamine ähnlich wie diese mit der Hauptwirkung der Erschlaffung der Bronchialmuskulatur, der Steigerung der Herzfrequenz und der zusätzlichen Wirkung der zentralen Atemstimulation
Anwendung	beim Asthma-Anfall beim Status asthmaticus
Dosierung	1–2 Amp. i. v. langsam, evtl. als Dauerinfusion

Bemerkungen

Wegen der möglichen Überdosierung immer nach vorheriger Behandlung mit Theophyllinpräparaten fragen!
Anwendung kann zur Tachykardie führen!
Selbstmedikation durch Klysma ist möglich.

7.1.39 Substanzname   Thiopental

Handelsname	Trapanal
Synonyme	Narkosemittel Hypnotika
Herkunft	synthetisch
Wirkung	wirkt wie andere Barbiturate → Phenobarbital, lediglich sehr viel kürzer
Anwendung	zur Kurznarkose macht keine Analgesie – nur Schlaf z. B. zur Intubation auch zur Einleitung von umstrittenem „Barbituratloading" nach Reanimation
Dosierung	Ampullen mit Trockensubstanz 0,5/1/2,5/5 g erhältlich Einzeldosis unter Notfallbedingungen 500–1 000 mg i. v.

Bemerkungen

Bei obiger Dosis tritt Atemstillstand ein, deshalb immer für Beatmung sorgen, resp. nur bei beatmeten Patienten anwenden. Riecht widerlich. Kann Asthmaanfälle auslösen!

7.1.40 Substanzname   Triflupromazin

Handelsname	Psyquil
Synonyme	Tranquilizer, Antiemetikum
Herkunft	synthetisch, dem Promethazin verwandt
Wirkung	→ Sedativa
Anwendung	→ Sedativa
Dosierung	als Sedativum ½–1 Amp. = 5–10 mg der i. v.-Ampullen als Antiemetikum dito evtl. in Mischspritze, z. B. mit Temgesic

Bemerkungen

Kann Dyskinesien verursachen (Antidot Akineton).

7.1.41 Substanzname   Verapamil
(s. a. 7.2.21)

Handelsname	Isoptin
Synonyme	Kalzium-Antagonist
Herkunft	synthetisch
Wirkung	wirkt durch Blockierung des Kalziumeinstroms vor allem an der Herzmuskelzelle hinsichtlich der Erregungsbildung und -leitung dämpfend, wirkt auch durch Schwächung der Herzkraft, dadurch aber geringerer Sauerstoffverbrauch, wirkt auch blutdrucksenkend
Anwendung	bei absoluter Tachyarrhythmie bei supraventrikulären Rhythmusstörungen bei Angina pectoris als Antihypertensivum
Dosierung	$\frac{1}{2}$–1–2 Amp. = 2,5–5–10 mg verzettelt langsam i. v. ggf. auch als Dauerinfusion

Bemerkungen

Wird auf manchen Notarztwagen als Medikament der 1. Wahl bei sehr hohem Blutdruck eingesetzt.

7.2 Funktionströpfe

Unersetzliche Ergänzung der Pharmakotherapie im Notfall sind Funktionsinfusionen, deren Notwendigkeit, z. B. der Durchführung von Notfallrettungstransporten, mitentscheidend für den Einsatz eines Notarztwagens oder Rettungshubschraubers sein kann. Allerdings gehört die Durchführung einer genau dosierten Funktionstherapie auch zur notwendigen definitiven Versorgung des Notfallpatienten vor Ort.

Voraussetzungen:
1. Mindestens zwei 50-ml-Infusionspumpen auf jedem Notarztwagen, Rettungshubschrauber und in jedem Schockraum.
2. Das Vorhandensein einer größeren Zahl von Durchflußbegrenzern als Einwegmaterial (Jargon: „Tropfenzähler") für den Fall des erhöhten Bedarfes. Im Schockraum ist die Bereitstellung von Infusionspumpen für 500-ml-Flaschen oder Beutel sinnvoller.
3. Die Einigung auf essentielle Medikamente und eine unmißverständliche Bezeichnung.
4. Die Verwendung einfach verständlicher Konzentrationen mit ebenso einfachen und ableitbaren Dosierungseinstellungen, z. B. 1 ml = 10 mg/pro Stunde.
5. Die Kenntnisse der jeweiligen Zubereitung für alle, da der Arzt in der besonderen Situation des medizinischen Notfalles keine „Rezepte" schreiben kann und sich das Team per Zuruf verständigen muß, häufig genug über Handfunkgeräte (z. B. „bitte Nitro und Dopa!").

Im folgenden sind daher einfache Anwendungsbeispiele gegeben, zusammengestellt nach den Kriterien der Umgangssicherheit aus langjähriger Erfahrung auf der Intensivstation, im Schockraum und im Notarztwagen.

Wichtig für die Übergabe in der Klinik oder auf der Intensivstation ist die korrekte Beschriftung der Infusionen, damit im Idealfall keine teuren und für den Patienten gelegentlich belastenden Infusionswechsel stattfinden müssen.

Wenn man sich die Verwendung von Kunststoffinfusionsflaschen in der Notfallmedizin zur Regel macht, vermeidet man eventuell gefährlichen Glasbruch, und die Weiterverwendung im Rettungshubschrauber oder Transportflugzeug (Druckausgleich!) ist nahtlos möglich. An die Anschaffung von umweltfreundlichem Material ist zu denken.

7.2.1 Substanzname

Adrenalin
(s. a. 7.1.1)

Rezept	25 ml Suprareninlösung = 25 mg 1:1000 + 25 ml Glucose 5% 1 ml = 0,5 mg

über 50-ml-Infusionspumpe

Wirkung
beschleunigt Herztätigkeit
stärkt Herzkraft
erweitert Bronchien
verengt Blutgefäße

Anwendung
verschiedene Schockformen,
insbesondere bei Anaphylaxie

Dosierung
streng individuell, Beginn mit 1–5 mg/Std.

Bemerkungen

Regelmäßigen Infusionsfluß beachten, beim Zwischenspritzen immer vorziehen, möglichst eigenes Katheterlumen bereitstellen. Adrenalin bleibt schwersten Herz-Kreislauf-Insuffizienzen vorbehalten.

7.2.2 Substanzname Ajmalin
(s. a. 7.1.2)

Rezept

> Gilurytmal
> 5 Amp. à 50 mg zu 2 ml
> + 40 ml Glucose 5%
> 1 ml = 5 mg

über 50-ml-Infusionspumpe

Wirkung | wirkt sowohl bei supraventrikulären als auch bei ventrikulären Herzrhythmusstörungen

Anwendung | supraventrikuläre und ventrikuläre Herzrhythmusstörungen

Dosierung | nach der Injektion ½ bis 1 mg/kg KG/Std.

Bemerkungen

Blutdrucksenkung möglich, Erregungsausbreitungsstörungen sind durch QRS-Komplex-Verbreiterung über 15% erkennbar, EKG-Lineal verwenden!

7.2.3 Substanzname   „Asthmatropf"
(s. a. 7.1.10, 7.1.30, 7.1.38)

Rezept

> 1,2 g Theophyllin
> + 5 mg Orciprenalin
> + 1 g   Methylprednisolon
>   in 500 ml Glucose 5%

über Durchflußbegrenzer oder Infusionspumpe

Wirkung   kombiniert die Wirkung der am stärksten antiobstruktiv wirksamen Medikamente

Anwendung   wenn die übliche parenterale Asthmamedikation nicht ausreichend ist und die Symptomatik fortbesteht

Dosierung   bis 40 ml/Std.

Bemerkungen

Achtung! Tachykardie.
Neben der Infusionstherapie sollten Mukolytika gegeben werden, zusätzlich Inhalationstherapie einleiten!

7.2.4 Substanzname   Atropin-Tropf
(s. a. 7.1.4)

Rezept

> 5 ml Atropin = 50 mg
> + 45 ml Glucose 5%
> 1 ml = 1 mg

über 50-ml-Infusionspumpe

Wirkung   hemmt die Wirkung des Parasympathikus-Überträ-
                   gerstoffes Azetylcholin

Anwendung   Antidot nach Vergiftungen mit Cholinesterasehem-
                   mern, wie E 605 u. a.

Dosierung   streng individuell nach der Intoxikationssymptomatik
                   Kriterien:
                   Pupillenweiten, Speichelfluß, Darmaktivität

Bemerkungen

Man sollte die Antidot-Konzentratampullen verwenden, da sonst zum Infusionsan-
satz 100 Ampullen geöffnet werden müßten. Sie sind auch bei der sofortigen Antidot-
Bolusgabe von mindestens 40–60 mg, in Einzelfällen mehreren hundert Milligramm zu
verwenden!

7.2.5 Substanzname   Clonidin
(s.a. 7.1.9)

Rezept

Catapresan 10 Amp. à 0,15 mg = 1,5 mg
= 10 ml
+ 40 ml NaCl 0,9%
1 ml = 30 µg

über 50-ml-Infusionspumpe

Wirkung   zentral angreifend
                    Blutdruck senkend

Anwendung   erhöhter Blutdruck, welcher auf
                    → Nitroglyzerin
                    → Nifidepin
                    → Hydergin
                    nicht anspricht
                    Alkoholentzugsdelir

Dosierung   streng individuell
                    Beginn meist mit 30–60–90–120 µg/Std.

Bemerkungen

Führt zur Bradykardie, als Notfallinfusion nur bei Verlegungstransporten von Bedeutung.

7.2.6 Substanzname   Dobutamin
(s. a. 7.1.13)

Rezept

> 250 mg Dobutrex
> + 50 ml Glucose 5%
> 1 ml = 5 mg

über 50-ml-Infusionspumpe

Wirkung   beschleunigt Herztätigkeit
stärkt Herzkraft und Blutdruck

Anwendung   Pumpversagen des Herzens

Dosierung   Beginn 10–40 mg/Std.
streng individuell nach Blutdruck und Herzfrequenz
(Urinproduktion)

Bemerkungen

Die Steigerung der kardialen Pumpfunktion erhöht den Sauerstoffverbrauch des Herzens, dies kann ungünstig sein!

7.2.7 Substanzname   Dopamin
(s. a. 7.1.14)

Rezept

> Dopamin 50 ml Konzentrat = 500 mg
> 1 ml = 10 mg

über 50-ml-Infusionspumpe

Wirkung
beschleunigt Herztätigkeit
steigert Herzkraft
verbessert Nierendurchblutung und Urinproduktion

Anwendung
Pumpversagen des Herzens
Nierenversagen

Dosierung
beim Nierenversagen bis 10 mg/Std.,
sonst 10–40 mg/Std. als Anfangsdosis

Bemerkungen

Volumenmangel muß vorher ausgeschlossen werden, bei überstarker Tachykardie eher → Dobutamin einsetzen, eventuell beides kombinieren.
Bei kardialen Notfällen (Herzinfarkt) kann die Gabe von Nitroglyzerin ebenfalls die Pumpschwäche vermindern.

7.2.8 Substanzname   Etomidate
(s. a. 7.1.16)

Rezept

> 25 ml Hypnomidate = 50 mg
> + 25 ml Glucose 5%
>   1 ml = 1 mg

über 50-ml-Dosierpumpe

Wirkung   Kurzhypnotikum, keine Analgesie!

Anwendung   zur Aufrechterhaltung der Narkose
                 unter Intensivbedingungen und
                 auf Transporten

Dosierung   streng individuell
                 Beginn mit 0,15 mg/kg KG/Std.

Bemerkungen

Im Schlafzustand sind Schmerzempfindungen möglich, daher Kombination mit einem Analgetikum, z. B. mit Fentanyl oder → Pethidin erforderlich.

7.2.9 Substanzname   **Furosemid**
(s. a. 7.1.18)

Rezept	Lasix spezial 50 ml = 500 mg
	über 50-ml-Infusionspumpe
Wirkung	steigert die Ausscheidung von Wasser, Natrium, Kalium, Magnesium sehr schneller Wirkungseintritt
Anwendung	zur Förderung der Diurese z. B. im Lungenödem
Dosierung	10–40 mg/Std., strenge Bilanzierung von Einfuhr und Ausfuhr, dazu meist Blasendauerkatheter oder Harnableitung anderer Art Stundenurometer verwenden!

Bemerkungen

Kann den Blutdruck senken.
Dauerinfusion nur über einem systolischen Blutdruck von 80 mm Hg sinnvoll, Stimulation ist meist nur ab minimaler Urinausscheidung über 20 ml/h erfolgreich.
Bei Dauerinfusion Gichtanfälle möglich, auch Blutzuckerentgleisung.

7.2.10 Substanzname Hydergin
(s. a. 7.1.21)

Rezept

10 Amp. Hydergin à 5 ml
= 50 ml = 15   mg
1 ml =   0,3 mg

über 50-ml-Infusionspumpe

Wirkung
Gefäßerweiterung
Blutdrucksenkung

Anwendung
Antagonisierung der Zentralisation im Schock
Blutdrucksenkung
bei peripheren Durchblutungsstörungen auch intraar-
teriell

Dosierung
Beginn 0,3 mg/Std.,
individuell variieren

Bemerkungen

Bei Schockzuständen vorher Volumenmangel ausschließen.

7.2.11 Substanzname   Insulin

Rezept A

> Altinsulin 50 IE = 1,25 ml
> + Glucose 5% = 48,75 ml
>   1 ml = 1 IE

Rezept B
nur in der Klinik
anwenden!

> Altinsulin 500 IE = 12,5 ml
> + Glucose 5% = 37,5 ml
>   1 ml = 10 IE

über 50-ml-Infusionspumpe

Wirkung   Blutzuckersenkung
„zwingt" Glucose in die Zelle und „durchbricht"
dosisabhängig Hyperlaktatämien

Anwendung   Lösung A: Diabetes mellitus
Coma diabeticum
gelegentlich auf Transporten
Lösung B: Schockzustand
Aggressionsstoffwechsel
Nicht auf Transporten!
Nur in der Klinik!

Dosierung   Lösung A: je nach Blutzucker 1–6 IE/Std.
Lösung B: bis zu 100 IE/Std.
(stündlich Blutzucker-, Kalium-
kontrolle!)

Bemerkungen

Insulin muß gekühlt gelagert werden und ist daher kein Notfallmedikament im herkömmlichen Sinne.
Eine kontinuierliche Infusion sollte jedoch nur sehr kurzfristig unterbrochen werden und auf Langstreckentransporten weiterlaufen. Engmaschige Blutzuckerkontrollen (STIX!).

7.2.12 Substanzname Lidocain
(s. a. 7.1.24)

Rezept

> Xylocain 20% 5 ml = 1 g
> Konzentratampulle
> + Lävulose 5% 245 ml
> 1 ml = 4 mg

über Durchflußbegrenzer
oder Infusionspumpe

Wirkung   Unterdrückung ventrikulärer Extrasystolen

Anwendung   Herzrhythmusstörungen ventrikulärer Art
z. B. beim Myokardinfarkt

Dosierung   Beginn mit 40–60–80–120 mg/Std.
streng individuell
Kreislauf- und Rhythmuskontrolle

Bemerkungen

Vor Infusionsbeginn 100–200 mg i. v. spritzen, damit ein Wirkspiegel entsteht, falls keine Besserung der Herzrhythmusstörungen auftritt, eventuell → Ajmalin.

7.2.13 Substanzname   „Lösung 31"

Rezept

Lävulose   5% 200 ml
+ Humanalbumin 20% 100 ml

frei infundieren
oder über Durchflußbegrenzer

Wirkung

durch hohen osmotischen Druck von 31 mm Hg guter
Volumenersatz bei bestimmten Krankheitsbildern

Anwendung

z. B. beim Lungenversagen
bei Verbrennungen oder Eißweißmangel

Dosierung

nach Blutdruck, Herzfrequenz und Ausscheidung,
zentralen Venendruck kontrollieren!

Bemerkungen

Zum Volumenersatz besser als Hydroxyethylstärke, jedoch individuell nach Messung
des kolloidosmotischen Druckes oder des Plasmagesamteiweißes zu steuern!

7.2.14 Substanzname Nifidepin
(s. a. 7.1.27)

Rezept

> Adalat pro infusione
> 50 ml = 5   mg
> 1 ml = 0,1 mg

über 50-ml-Infusionspumpe

Wirkung   hemmt den Kalziumeinstrom in viele Zellen und somit einen wesentlichen zellulären Faktor der Mangeldurchblutung

Anwendung   als Infusion bei der
hypertensiven Krise
der instabilen Angina pectoris
der Prinzmetal-Angina
(spastische Angina, Herzkranzgefäß krampft sich zusammen)

Dosierung   0,4–1,2 mg/Std. streng nach Wirkung
Kreislaufkontrolle

Bemerkungen

Wird meist angewendet, wenn → Nitroglyzerin-Infusion nicht ausreichend ist.

7.2.15 Substanzname **Nitroglycerin**
(s. a. 7.1.28)

Rezept

Nitro Pohl 50 ml = 50 mg

über 50-ml-Infusionspumpe

Wirkung

wirkt im venösen und arteriellen Gefäßsystem erweiternd, dadurch Verminderung des Blutrückstromes zum Herzen, daher Herzentlastung und verminderte Pumparbeit.
Unblutiger Aderlaß!

Anwendung

Angina pectoris
Myokardinfarkt
hypertensive Krise

Dosierung

3 mg/Std. und mehr, individuelle Dosierung, Herz-/Kreislaufkontrolle!

Bemerkungen

Kann Kopfschmerzen verursachen!

7.2.16 Substanzname   Noradrenalin
(s. a. 7.1.29)

Rezept	Arterenol 25 mg = 50 ml 1 mg = 0,5 mg

über 50-ml-Infusionspumpe

Wirkung   peripher gefäßverengend
Blutdruckerhöhung

Anwendung   bei vital bedrohlich niedrigem Blutdruck, der auf
→ Dopamin- und oder
→ Dobutamingabe nicht ausreichend steigt,
z. B. bei septischem Schock!

Dosierung   streng individuell
nach Herz-/Kreislaufkontrolle
Beginn mit 0,5 mg/Std.

Bemerkungen

Die gefäßverengende Wirkung kann so stark sein, daß es zu Schäden an den Geweben
der Extremitäten oder den Nieren kommen kann.

7.2.17 Substanzname   Orciprenalin
(s. a. 7.1.30 u. 7.2.3)

Rezept	Alupent 50 ml = 25 mg
	über 50-ml-Infusionspumpe
Wirkung	steigert Herzkraft, Frequenz
	erweitert Bronchien und Gefäße
	fördert am Herzen Erregungsbildung und Ausbreitung
Anwendung	zumeist bei Bradykardien aus kardialer und exogener Ursache
	zur Überbrückung bis zum Legen einer Schrittmachersonde
Dosierung	individuell, streng nach Wirkung

Bemerkung

Die Schrittmacherstimulation ist für das Herz die weniger belastende Variante, daher sollte die Katecholamingabe baldmöglich durch die Elektrostimulation abgelöst werden.

7.2.18 Substanzname

Phenytoin
(s. a. 7.1.33)

Rezept

> Phenhydan 750 mg = 50 ml
> + NaCl 0,9% = 450 ml
> 1 ml = 1,5 mg

über Durchflußbegrenzer

Wirkung

wirkt zentral krampflösend

Anwendung

beim Status epilepticus,
wenn der Patient nach Injektionsbehandlung noch krampft oder krampfbereit ist

Dosierung

Gesamtmenge innerhalb 8–24 Stunden verabreichen

Bemerkungen

Präparat flockt leicht aus, separaten Zugang verwenden!
Kann auch bei Trigeminusneuralgien eingesetzt werden.
Kreislaufkontrolle und Herzfrequenzmonitor!
Infusion zur Behandlung von digitalisinduzierten Rhythmusstörungen nicht geeignet.

7.2.19 Substanzname   Streptokinase
(s. a. 4.4.1.2)

Rezept Lösung I

> 1 Mio IE Stretokinase
> + 50 ml NaCl 0,9%
> 1 ml = 20 000 IE

Rezept Lösung II

> 0,5 Mio IE Streptokinase
> + 50 ml NaCl 0,9%
> 1 ml = 10 000 IE

über 50-ml-Infusionspumpe

Wirkung   Auflösung von jeder Art frischer Blutgerinnsel (wie Schlangengift)

Anwendung   akuter Myokardinfarkt bis 3. (6.) Stunde nach Schmerzbeginn
zur Wiedereröffnung des verschlossenen Herzkranzgefäßes

Dosierung   Lösung I   über 30 min
        (NAW, RTH)

Lösung II über 60 min
        (IPS, Schockraum)

Bemerkungen

Muß – je nach Präparat – kühl gelagert werden (Kühlschrank)!
Alle potentiellen Blutungsquellen verbieten die künstliche Ungerinnbarkeit des Blutes und die Auflösung lebenswichtiger Blutgerinnsel (z. B. bei Kopfprellung: intrazerebrale Blutung).
Daher Liste der Gegenanzeigen mitführen!

Achtung: Herzrhythmusstörungen!

Wird auch bei anderen Gefäßverschlüssen eingesetzt.

7.2.20 Substanzname Tokolyse
(s. a. 1.5. u. 7.1.17)

Rezept

> 250 ml Lävulose 5%
> + 1 mg Partusisten
> 1 ml = 4 µg

über Durchflußbegrenzer
oder Infusionspumpe

Wirkung

hemmt Wehen
erweitert Bronchien
erhöht Herzfrequenz und -arbeit

Anwendung

bei bevorstehender Geburt
geburtsunmöglicher Lage
und geburtsbehindernder Lage
außerhalb der Klinik.
Nicht in der Austreibungsperiode!

Dosierung

Beginn mit 7–45 ml/Std.
streng individuell

Bemerkungen

Es gilt abzuwägen, ob eine Fortsetzung der Geburt Mutter oder Kind gefährden würde. In der Austreibungsperiode ist Tokolyse nur äußerst selten anzuraten bzw. möglich.
Zur Unterdrückung von erheblichen Tachykardien → Verapamil.

7.2.21 Substanzname   Verapamil
(s. a. 7.1.41)

Rezept

Isoptin 50 mg = 20 ml
(= 10 Amp. à 5 mg)
+ NaCl 0,9% = 30 ml
1 ml = 1 mg

über 50-ml-Infusionspumpe

Wirkung

wirkt durch Blockierung des Kalziumeinstromes an der Herzmuskelzelle dämpfend auf Erregungsbildung und -leitung
an der Gefäßmuskelzelle erschlaffend

Anwendung

bei absoluter Tachyarrhythmie,
supraventrikulärer Tachykardie,
wenn andere Methoden versagten
Günstig: bei zusätzlichem Bluthochdruck

Dosierung

streng individuell
Beginn mit 1–5 mg/Std.
Herz-/Kreislaufkontrolle

Bemerkungen

Tachykardien als Nebenwirkungen anderer Medikamente können antagonisiert werden, besser: Reduktion der Dosis.
Bei Überdosierung Antidot: → Calcium.

8 Hygiene und Notfallmedizin

Im täglichen Umgang von Ärzten, Krankenschwestern und Rettungssanitätern haben sich zwei aktuelle Problempunkte gerade in den letzten Jahren herauskristallisiert.

Bei der Versorgung von akut Erkrankten im Notarztdienst und im Schockraum der Klinik kommt es immer wieder zu unvorhergesehenen Situationen, insbesondere werden häufig Probleme der Desinfektion, Schutzmaßnahmen bei Infektionserkrankungen (Hepatitis, Tuberkulose, AIDS) und der Dekontamination bei Berührung mit Sekreten der Patienten ohne fachkompetenten Abschluß diskutiert.

Zudem muß jeder in diesen Bereichen Tätige ständig dafür sorgen, daß gebrauchtes Material sofort wieder sauber oder steril an seinen Standort kommt, um dem ständigen Bereitstellungsauftrag seines Rettungsmittels gerecht zu werden. Diese Pflicht schlägt sich im Begriff der Garantenstellung nieder und muß sich an der Erwartung der Öffentlichkeit an die Omnipotenz des Rettungswesens messen lassen. Beides hat seinen Berührungspunkt in den routinemäßigen Reinigungs- und Desinfektionsaufgaben.

8.1 Übertragbare Krankheiten

Damit sind Erkrankungen gemeint, welche mit Hilfe von Transportmedien wie Tröpfchen oder bei direktem Körperkontakt übertragen werden. Stellvertretend seien hier drei häufig erwähnte übertragbare Krankheiten genannt, welche durch Unwissen und daraus resultierende Angst in ihren Übertragungswegen mystifiziert und mit dem Hauch der Unvermeidlichkeit umhüllt werden. Wenngleich mindestens die Hepatitis oft genug als Berufserkrankung im medizinischen Bereich anerkannt wird, ist der Übertragung dieser Erkrankungen wirksam vorzubeugen. An dieser Stelle soll nicht berufeneren Quellen der Infektiologie oder der Hygiene vorgegriffen werden, sondern auf den **präventiven Charakter** der Infektions- und Seuchenbekämpfung auch in der Notfallsituation auf vielfachen Wunsch sehr eindringlich hingewiesen werden.

8.1.1 Tuberkulose

- **Sogenannte offene Lungentuberkulose**
  (Tröpfcheninfektion **von Mensch zu Mensch**)

Der Prozentsatz von Deutschen, die an einer aktiven Tuberkulose (Tbc) leiden, nahm im letzten Jahrhundert drastisch ab, nimmt jetzt jedoch wieder leicht zu; 0,3% der Gesamtbevölkerung leiden an einer aktiven Tuberkulose. Der Ablauf ist beim nicht Immungeschwächten stadienhaft. Erreger ist Mycobacterium tuberculosis.

1. Primärstadium mit Ausbildung eines Primärkomplexes in der Lunge aus Herd, Lymphknoten und Straße; in diesem Stadium kommt sie meist zur Ruhe und wird in Schirmbilduntersuchungen entdeckt.

2. Subprimärstadium mit Aussaat über den Blutweg, feuchte Rippenfellentzündung, Gehirnhautentzündung oder generalisierte Aussaat sind die Folge (Immungeschwächte wie Alkoholiker oder Tumorpatienten).

3. Postprimäres Stadium mit Organmanifestation in Lungen, Knochen, Harn- und Geschlechtstrakt.

Als **offen** kann eine Tuberkulose nur dann bezeichnet werden, wenn erregerhaltiges Material (Mykobakterien sind sehr widerstandsfähig) aus dem Patienten austreten kann, d. h. bei Kontamination das „Gegenüber" infizieren kann. Streng genommen ist auch ein Patient mit Urogenitaltuberkulose offen; da die Voraussetzung einer Infektion aber der Schleimhautkontakt des Erregers bei der gefährdeten Person ist und Urinkontamination auf Schleimhäuten äußerst selten vorkommt, droht Gefahr meist nur bei Ausscheidung der Erreger mit dem Sputum (Herausgehustetem), allenfalls in geringerem Maße mit Erbrochenem. Diese Gefahr ist allerdings besonders groß bei Einatmung der Erreger. Daher sollte in diesen Fällen ein Mundschutz vom **Patienten,** bei Erbrechen des Patienten von den Helfern, getragen werden. Therapeutisch kann die Erkrankung mit Tuberkulostatika meist ausgeheilt werden, erhebliche Nebenwirkungen ermöglichen aber oft nicht die konsequente Durchführung einer Mehrfachkombination.

Schutzmittel ist also der vom Patienten getragene Mundschutz!

8.1.2 Hepatitis

Es gibt mindestens drei verschiedene Formen der Hepatitis, der infektiösen Leberentzündung, ausgelöst von Hepatitisviren.

● **Hepatitis A** (Übertragung **fäkal-oral, sehr selten parenteral** von Mensch zu Mensch)

Die Erkrankung heilt mit gutartigem Verlauf aus, typischerweise handelt es sich um eine Kinderkrankheit in hygienisch nicht einwandfreien Gebieten (Entwicklungsländer), sie kann auch nach Fäkal-Kopfdüngung von Gemüse und Verzehr entstehen. Die Prophylaxe besteht im Vermeiden des Kontaktes mit **Fäkalien** generell, da bereits vor dem Auftreten von Krankheitszeichen (Gelbsucht, vorher Abgeschlagenheit, „Grippe") Infektiosität besteht.

Schutzmittel ist also das Sauberhalten und Desinfizieren der eigenen Hände, bei Fernreisen Immunprophylaxe.

Merksatz im Ausland: „Peel it, cook it or forget it!"

● Die Hepatitis-B- und die Non-A-Non-B-Übertragung erfolgt beim Geschlechtsverkehr von Mensch zu Mensch und parenteral über Kanülen sowie durch Verletzungen; nach Transfusionen wird fast nur noch die Non-A-Non-B-Hepatitis gesehen, nur selten fäkal-orale Übertragung.

Diese beiden Formen der Hepatitis gehen in unterschiedlichen Prozentsätzen (bis 50%) in chronische Formen über, eine postinfektiöse Leberzirrhose mit Ausbildung von Ösophagusvarizen oder Leberkoma kann die Folge sein. Es kann sogar akut zum Tode durch Leberzerfall kommen. Es können Patienten infektiös sein, die noch nicht oder nicht mehr äußerlich sichtbare Krankheitszeichen wie Gelbsucht zeigen (Risikogruppen sind Fixer, Prostituierte und Homosexuelle sowie Personen mit häufig wechselnden Geschlechtspartnern)!

> **Schutzmittel sind vor allem die Vermeidung häufig wechselnder Geschlechtspartner und die Entsorgung von Spritzabfällen in sicheren Behältnissen!**
>
> Kanülen dürfen nicht wieder in ihre Hülle gesteckt werden!

Merke: Gegen Hepatitis B kann man impfen, das ist im medizinischen Sektor auch sehr empfehlenswert, gegen Non-A-Non-B-Hepatitis nicht!

Nach Inokulation von Hepatitis-B-haltigem Material muß eine Immunprophylaxe i. v. und simultan eine aktive Impfung durchgeführt werden, wenn kein Antikörperschutz besteht.

8.1.3 AIDS

Diese Erkrankung wird durch Viren, sogenannte Retroviren (HIV = Humanes Immundefizienz-Virus) übertragen (**Übertragung meist beim Geschlechtsverkehr,** jedoch sind **alle anderen Übertragungswege nicht explizit ausgeschlossen,** insbesondere wird vor Stichverletzungen mit kontaminiertem Material gewarnt, bei Blutpräparaten ist eine wesentliche Gefahr vor allem bei Frischblutkonserven gegeben). Gruppen mit besonders hohem Risiko sind Fixer, Homosexuelle, Prostituierte, Personen mit häufig wechselnden Geschlechtspartnern und Einwohner bestimmter Regionen Afrikas.

Stadieneinteilung nach Definitionen des CDC (Centers for Disease Control, Atlanta/USA)

Stadium	Symptome und Erkrankungen
I akute HIV-Infektion	Mononukleose-artige Symptomatik (einige Tage bis mehrere Wochen)
II asymptomatische HIV-Infektion	keine (meist 2–6 Monate)
III persistierende generalisierte Lymphadenopathie	länger als drei Monate bestehende Lymphknotenschwellungen in mindestens zwei verschiedenen Körperabschnitten

Stadium	Symptome und Erkrankungen
IV andere mit einer HIV-Infektion im Zusammenhang stehende Erkrankungen	
A Allgemeinsymptome (AIDS-related complex)	Nachtschweiß, Fieberschübe, Diarrhoe (ohne Erregernachweis), Gewichtsabnahme, Appetitlosigkeit, Hautveränderungen, Juckreiz, Haarausfall)
B neurologische Symptome	Demenz-Syndrom (Mutismus, Inkontinenz, Paraplegie, Polyneuropathie, Myelopathie)
C sekundäre Infektionskrankheiten	Pneumocystis-carinii-Pneumonie, chronische Kryptosporidiose, Toxoplasmose, extraintestinale Strongyloidiasis, Isosporidiose, Kryptokokkose, Candidamykosen (oral, ösophageal, bronchial, pulmonal), mykobakterielle Infektionen (M. avium intracellulare), Tuberkulose, Nokardiose, rezidivierende Salmonella-Bakteriämien, Zoster (mehrere Dermatome), Zytomegalie, orale Leukoplakie-artige Veränderungen, progressive multifokale Leukoenzephalopathie
D maligne Erkrankungen	v. a. Non-Hodgin-Lymphome, Burkitt-Lymphom, Kaposi-Sarkom, primäre ZNS-Lymphome
E andere Erkrankungen	z. B. Thrombozytopenie

Merke: **Je 1 Bakterium, Pilz, Protozoon, Virus** von vorstechender Bedeutung als Krankheitserreger!

- Mykobakteriose
- Candida-Befall
- Pneumocycstis-carinii-Pneumonie
- Zytomegalie, u. v. a.

Es handelt sich um eine potentiell tödliche Erkrankung. Die Prophylaxe ist derzeit das einzige Mittel, die Verbreitung einzuschränken. Daher kommt der „Safer Sex"-Kampagne zwar der Stellenwert der Verminderung eines Infektionsrisikos zu, als individuell absolut sicher kann diese Prophylaxe aber nicht bezeichnet werden. Jede Form des Kontaktes zu Körpersekreten ist zu vermeiden!

Die sichere Prophylaxe besteht also bei drohendem Kontakt mit Körpersekreten aus dem Tragen von Mundschutz, Handschuhen und eventuell Schutzbrille!

Natürlich besteht die Wahrscheinlichkeit einer Übertragung in umgekehrter Abhängigkeit von der Viruskonzentration in den einzelnen Körpersekreten. Sie ist z. B. im Speichel weniger hoch als im Sputum (abgehustetes Sekret aus den Lungenbläschen). Je erfahrener ein Betreuer im Umgang mit **manifest erkrankten Patienten** ist, desto eher wird er auf überspitzte Schutzmaßnahmen verzichten; ist er hingegen unerfahren, ist ihm immer das volle „Sicherheitsprogramm" beim Umgang mit infektiösen Sekreten der Patienten anzuraten (unklare Notfallsituation). Bei nicht erkrankten Virusträgern besteht die Gefahr der unkontrollierbaren Sekretabgänge kaum, so daß hier das Medizinpersonal vorwiegend bei Routinemaßnahmen und -eingriffen Vorsicht walten lassen muß (Handschuhe).

8.1.3.1 Notfälle bei HIV-Infizierten

Akute Notfallsituationen ergeben sich bei Patienten mit HIV-Infektion meist folgendermaßen:

- Plötzliche Bewußtlosigkeit unter den Zeichen des Hirndruckes oder Krampfanfalles (s. 2.2.2.), z. B. bei zerebraler Toxoplasmose oder Zytomegalie (s. 2.2.3.2), aber auch im Rahmen eines Suizidversuches!
- Drogennotfall bei HIV-positiven Drogenabhängigen.
- Atemnot unter dem Bild des Pleuraergusses (s. a. 3.4.4.3) bei Kaposi-Sarkom, des Pneumothorax (s. a. 3.4.4.1) bei pulmonalen Infekten oder der progredienten Ateminsuffizienz bei Pneumozystis-Pneumonie.
- Die symptomatische Therapie hat sich hier wie überall nach den ärztlichen Maximen der Hilfe in der Akutsymptomatik und dem Lindern bei medizinischer Hilflosigkeit zu richten.

Von einer direkten Atemspende durch (Mund-zu-Mund-)Beatmung ist abzusehen, eine Intubation zu bevorzugen. Bei der Reanimation durch Ersthelfer ist im Moment die Wahrscheinlichkeit der Konstellation „HIV-positiver Helfer reanimiert 40–60jährigen Koronarpatienten" wahrscheinlicher als die umgekehrte Situation. Eine Serokonversion des Reanimierten ist wenig wahrscheinlich (niedrige HIV-Konzentration im Speichel des Retters) und angesichts der primären Vitalstabilisierung zu vernachlässigen. Umgekehrt ist die Möglichkeit der Infektion zwar durch Kontakt mit Sputum oder Erbrochenem gegeben, kann aber durch die Verwendung von Tüchern oder Beatmungsmasken gesenkt werden. Von der Durchführung der Atemspende für HIV-positive Nofallpatienten kann mit dieser Begründung abgesehen werden, in diesen Fällen sollte aber die Thoraxkompression allein bis zur Intubation unter entsprechenden Vorsichtsmaßnahmen durchgeführt werden.

Unter Umständen als infektiös zu betrachtende HIV-Viren werden noch nach Tagen im trockenen, etwas länger noch im feuchten Milieu gefunden. **Kein Übertragungsweg ist sicher auszuschließen!**

8.2 Infektionsprophylaxe

Die besten Methoden zur Infektionsverhütung sind die Verwendung von Schutzmaßnahmen, die das Kontaminationsrisiko minimieren. Das bedeutet für die meisten übertragbaren Erkrankungen mindestens im akuten Stadium **das Tragen von Schutzkleidung, Handschuhen, Mundschutz und auch Schutzbrille.** Eine vorsätzliche Verbreitung von übertragbaren Krankheiten kann auch für einen Patienten im Extremfall strafbar sein. In keinem Falle darf aufgrund von Vorbehalten trotz zur Verfügung stehender Schutzmaßnahmen von der Versorgung eines Patienten abgesehen werden; derartig handelnde Mitarbeiter sind im akutmedizinischen Sektor fehl am Platze.

Für die im folgenden genannten Warenzeichen soll nicht geworben werden, es soll nur deutlich gemacht werden, daß sie für den Zweck auch geeignet sind!

8.2.1 Händedesinfektion

Diese Methode erlaubt ausreichende Keimreduktion bei der Krankenversorgung.

Hygienische Händedesinfektion (Pflege, Untersuchung)
- 3 ml Sterillium®, Softa-Man®, Desderman®, 30 sec einreiben!
- **Erst danach waschen!**

Chirurgische Händedesinfektion (vor Eingriffen)
- 3 Minuten bis 5 cm über Ellenbogen waschen,
  Bürste für die Nagelfalze verwenden,
  Hände nicht aufscheuern!
- mit Wasser frei abspülen!
- 2mal hintereinander 5 ml Desinfektionsmittel
  auf Hände und Unterarme je 2 Minuten und 30 Sekunden einreiben!

8.2.2 Desinfektion

Desinfektionsmaßnahmen sind zur Verhütung von Infektionen notwendig. Sie sind in ihren Empfehlungen jedoch so unüberschaubar, daß hier eine aus der Praxis für die Praxis erstellte vereinfachende Darstellung vertretbar erscheint.

Vor dem Legen von Venenkathetern und Blasenkatheterisierungen sollte wie folgt verfahren werden:

Haut
Braunoderm®-Lösung (PVP-Jod-Alkohol-Lösung)

Einwirkzeit	Maßnahme
1 Minute	Venenpunktion
5 Minuten	zentraler Venenkatheter
> 5 Minuten	präoperativ

Schleimhaut
Braunol®-Lösung (PVP-Jod-Alkohol-Lösung)

2 Minuten	Blasenkatheter
> 5 Minuten	präoperativ

Instrumente
Desinfektion chemisch, z. B. Beatmungsschläuche
Gigasept® 3–5%, 1 Stunde, dann verpacken
bei übertragbaren Krankheiten kann noch höher konzentriert werden.

Bei Kontamination mit Organophosphaten (E 605) sollten Beatmungsschläuche und -beutel verworfen werden, da die Gefahr der latenten iatrogenen Vergiftung des nächsten Notfallpatienten besteht!

Auch chirurgische Instrumente können vor Heißsterilisation in diesen Konzentrationen eingelegt werden.

Alle Gegenstände müssen natürlich von Lösung bedeckt sein, danach sind sie abzuwaschen. **Gummihandschuhe, gegebenenfalls Gasmaske verwenden!**

Die Wischdesinfektion von Arbeitsflächen und Böden in Schockraum und Notarztwagen oder Helikopter sollte auf Ablageflächen und auf Fußböden aus getrennten Eimern mit handelsüblicher Flächendesinfektionslösung von 0,5% durchgeführt werden (z. B. Buraton 10 F®). Diese Lösungen stehen meist in automatisch dosierenden Wandspendern zur Verfügung.

8.2.2.1 Praktische Durchführung

Für Mitarbeiter im Akutbereich oder auf dem Notarztwagen sollte ein Arzt als Hygienebeauftragter Ansprechpartner – neben den Dienstvorschriften in Klinik und Rettungsdienst – in Fragen von Infektionsgefährdung und Desinfektion/Sterilisation sein. Er sollte bei fachlicher Kompetenz mit den Mitarbeitern aktuelle Fragen besprechen und Angst abbauen durch Vermittlung realistischer Vorgehensweisen im klinischen Alltag. Er sollte durch **Erstellung eines Hygieneplans** und seiner Einhaltung die gesetzlichen Vorschriften und medizinischen Sachzwänge in Einklang bringen, um dann auch gegenüber Krankenhausträgern und Rettungsorganisationen begründete Notwendigkeiten wie die Durchführung der Hepatitis-B-Impfung für alle Mitarbeiter mit Patientenkontakt vertreten zu können.

Für einen Notarztwagen sieht der Plan folgendermaßen aus:

Fußboden, Wände, Geräte, Schränke, Waschbecken	2mal täglich Wischdesinfektion (Mellsit® 0,5%)
O$_2$-Befeuchter	nach jeder Benutzung wechseln
Absauge	dto.
Frischwasser	minimal 2mal pro Woche neu ansetzen (Mikropur®-Zusatz) kein Trinkwasser!
Abwasser	1mal pro Tag entleeren

Dies läßt sich meist gut in die anderen Routinemaßnahmen einfügen: Überprüfung der Fachbestückung: 1mal pro Tag in Schockraum und NAW
Ergänzung der Fachbestückung: bei jedem Aufenthalt am Stützpunkt
Prüfung der O$_2$-Flaschen: 2mal pro Tag
Unterschrift auf der täglichen Checkliste!

Der Hygienebeauftragte ist in Zweifelsfällen um eine wissenschaftliche Klärung ungeklärter Fragestellungen bemüht. Den Mitarbeitern muß diese Fachkompetenz zur Entscheidung über passive Immunprophylaxe nach Kontamination und Inokulation rund um die Uhr zur Verfügung stehen.

9 Ausstattungskonzept Notarztwagen

Für Fahrzeug: DB 613 D BENZ Typ NAW, 96 KW/2800 U/min, Automatik, Servolenkung, wünschenswertes Zubehör: Allradantrieb, Antiblockiersystem.

9.1 Notfallkoffer Erwachsene

Laryngoskopgriff		1
Laryngoskopspatel	Größe 4	1
	Größe 3	1
	Größe 2	1
Guedel-Tubus	Größe 5	1
	Größe 4	1
	Größe 2	1
Wendl-Tuben	Größe 7, 5	1
	Größe 9	1
Gummikeil		1
Mundspatel Holz steril		2
Skalpell spitz		2
Thermometer elektrisch Novotherm Bosch		1
Thermometer-Hüllen		5
Moltex-Unterlagen		3
Abwurfbox (Spitzabwurf)		3
Plastikmüllbeutel klein		3
Beatmungsbeutel	Erwachsene	1
Peep-Ventil		1
Absaugkatheter	grün Ch. 14	5
	orange Ch. 16	5
Tuben HI-LO mit selbsthaltender Blockung		
	Größe 7	2
	Größe 7,5	2
	Größe 8	1
Tubushalter (Intub-aid)	7,5–8,5	2
Führungsstab	groß	1
Fremdkörperfaßzange	Magill – groß	1
Zungenfaßzange		1
Sauerstoffsonden		2

Trommelspulenkatheter	Drum-Cartridge	3
Subklaviakatheter	Cavafix MT 358	3
Peripheriezugänge	Abbocath 14 G	3
	Abbocath 16 G	3
	Abbocath 18 G	5
	Abbocath 20 G	3
	Abbocath 22 G	3
Peripheriezugänge	Butterfly 19	3
	Butterfly 21	3
	Butterfly 25	3
Dreiwegehähne		2
Kanülen	Größe 1	10
	Größe 2	10
	Größe 27	5
Strauß-Kanülen	blau	5
Spritzen	20 ml	5
	10 ml	5
	5 ml	10
	2 ml	5
Verschlußstopfen und Ampullensägen, je		10
Schlitztuch	Einweg	1
Handschuhe steril	Größe 7	1
	Größe 8,5	1
Desinfektionsspray	Flasche	1
Stauschlauch		1
Blutdruckmeßgerät		1
Stethoskop		1
Infusionssysteme		3
Verbindungsstück	LS-5fach	3
Verbindungsstück	LS-2fach	2
Klebeelektroden		10
Elektrodenkontaktgel	Tube	1
Verbandschere		1

Pflasterrolle	rot	1,25 cm	1
	rot	2,5 cm	1
	rot	5 cm	1
Pflasterrolle	weiß	1,25 cm	1
	weiß	2,5 cm	1
	weiß	5 cm	1
Drain-Kompresse	6 × 7	cm	5
Kompressenpäckchen			1
Magensonden			1
Ablaufbeutel			1
Magenspritzen			1
Hämoglukotest mit Lanzetten			1

Medikamente

Lävulose 5%	250	ml	1
Plasmasteril	500	ml	1
Glucose 50%	50	ml	1
Glucose 50%IMS	50	ml	1
NaCl 0,9%	10	ml	8
Aqua ad inj.	50	ml	1
Xylocain 20%	Konzentratamp.		1
Xylocain 2%	Gel		1
Alupent	5	mg	3
Arterenol 1:1000	1	mg	5
Atosil	50	mg	5
Atropin	0,5	mg	10
Beloc	5	mg	4
Bricanyl	10	mg	5
Calcium 10%	10	ml	3
Catapresan	0,15	mg	5
Diazepam	10	mg	10
Dolantin	100	mg	2
Dopamin	200	mg	2
Dormicum	15	mg	5
Gilurytmal	50	mg	5
Hydergin	1	ml	5
Hypnomidate	20	mg	4
Isoptin	5	mg	5
Kaliumchlorid	20	mval	3
Ketanest 1 ml = 10 mg	20	ml	1
Lasix	20	mg	5

Lasix	250	mg	3
Lidocain 2%	100	mg	5
Luminal	200	mg	5
Novaminsulfon 50%	5	ml	4
Novodigal	0,4	mg	5
Phenhydan	250	mg	4
Psyquil	10	mg	2
Solu-Decortin	250	mg	3
Succinylcholin IMS	100	mg	1
Suprarenin	1	mg	10
Temgesic	0,3	mg	2
Theophyllin	0,24	g	4
Trapanal	2,5	g	2
Urbason solubile	1	g	1
Nitrolingual-Spray	0,4	mg/Hub	1
Adalat Kapseln	10	mg	10
Auxiloson Spray			1
Bricanyl Aerosol			1
Diazepam Tbl.	5	mg	10

9.2 Reanimationstrommel

1–3
Fertigspritzen IMS (Braun Melsungen)

Nabic 8,4%	50 ml	Nr. 1052	4
Adrenalin 1:10000	1 mg	Nr. 1016	5
Lidocain 1%	100 mg	Nr. 1193	2
Atropin 10 ml	1 mg	Nr. 1039	1

9.3 Notfallkoffer Kinder

Laryngoskopgriff		1
Laryngoskopspatel n. Forregger	Größe 0	1
Guedel-Tubus	Größe 2 × 0	1
	Größe 0	1
	Größe 1	1
Beatmungsbeutel		1
Beatmungsmaske	Größe 1	1
	Größe 2	1
	Größe 3	1

Tuben ohne Blockung	Größe 2,5	2
	Größe 3	2
	Größe 3,5	2
	Größe 4	2
	Größe 4,5	2
	Größe 5	2
	Größe 5,5	2
Tuben mit Blockung	Größe 4,5	2
	Größe 5	2
	Größe 5,5	2
	Größe 6	2
	Größe 6,5	2
	Größe 7	2
	Größe 7,5	2
Führungsstab	klein	2
Absaugkatheter	schwarz Ch. 10	2
	weiß Ch. 12	2
	grün Ch. 14	10
	orange Ch. 16	2
Stethoskop	Kindergröße	1
Stauschlauch		1
Nabelgefäßkatheter	0,3 × 0,7	2
	0,5 × 1	2
Knopfkanüle	f. Nabelgefäße	1
Nabelklemmen		5
Cavafix	CRETO MT 335	3
Abboven	14	5
Abboven	16	5
Abboven	18	5
Abboven	22	5
Abboven	26	5
Desilet 5,0		1
Verweilkatheter 35 cm		2
Peripheriezugänge	Butterfly 19	3
	Butterfly 21	3
	Butterfly 23	3
	Butterfly 25	3
Peripheriezugänge	Abbocath T 24	5

Infusionssysteme		2
Kanülen	Größe 1	10
	Größe 2	10
	Größe 12	10
	Größe 17	10
Spritzen	20 ml	3
	10 ml	3
	5 ml	6
	2 ml	6
Klebeelektroden		10
Fieberthermometer		1
Handschuhe steril	Größe 7,5	4
Kocherklemme		2
Otoskop mit 2 Trichtern		1
Taschenlampenaufsatz für Otoskop		1
Holzspatel		5

Medikamente

Glucose 5%		250 ml	1
Nabic 8,4%	Amp.	20 ml	10 **auf 4,2%, 1:1 verdünnen!**
Atosil	Tr.	50 ml	1
Chloralhydrat	Rect.	600 mg	6
Dexa-Rhinospray			1
Diazepam	Rect.	5 mg	3
Methergin	Amp.	0,2 mg	5
Otrivenetten 0,05%			10
Paracetamol	Supp.	125 mg	10
Rectodelt	Supp.	100 mg	6
Solu-Decortin	Amp.	250 mg	3
Syntocinon	Amp.	3 IE	5
Vomex-A	Supp.		10
Xylocain	Gel	2%	1
Kinderdosierungstabellen			1
Entbindungsset (s. Extraliste)			1

9.4 Entbindungsset

Entbindungsset	komplett 560800	1
Handschuhe steril	Größe 7,5	1
	Größe 8	1
Nabelklemmen		2
Silberwindeln	Alu-Folie	2
Nabelbinden	2 m × 5 cm	2
Baby-Absauge		2
Episiotomieschere steril		1

9.5 Notfallkoffer Blutung/Verbrennung

9.5.1 Teil Blutung

Der Inhalt ist für schwere Blutungen und Verbrennungen auf die beiden Kofferhälften entsprechend verteilt.

Blutungsteil

Subklaviakatheter	Cavafix-Certo	2
Dialysekatheter	Sheldon	2
Handschuhe steril	Größe 7,5	2
	Größe 8	2
Wundtextil steril	10 × 10 cm	10
Verbandmaterial	pH-Dialyse-Set	2
Klini-Drape-Rolle	75 × 50 cm	1
Steripack	10 × 20 cm	3
Elastikbinden	10 cm breit	3
Druckinfusion	mit Ballon	1
Plasmasteril	500 ml	3

Aufrolltasche

Stauschlauch		1
Abbindeschlauch		1
Trommelspulenkatheter	Drum-Cartridge	2

Infusionssysteme		3
Peripheriezugänge	Abbocath 18 G	3
	Abbocath 22 G	3
Strauß-Kanülen	blau	4
Kanülen	Größe 1	10
Spritzen	10 ml	5
	2 ml	5
Infusionssysteme		3
Plastiktüten steril	f. Replantation	5
chem. Kühlung	Large-Cold-Pack	5
Handschuhe steril	Größe 7,5	2
	Größe 8	2
Einweghandschuhe	Paket groß	1
Ketanest 1 ml = 10 mg	20 ml	5
Diazepam	20 mg	5

9.5.2 Teil Verbrennung

Metalline-Tuch	250 × 73 cm	1
	120 × 80 cm	1
	80 × 60 cm	3
Metalline-Verbandpäckchen	35 × 35	1
Dermotek-Verbandtuch	groß	2
	klein	3
Dermotek-Kompressen		5
Aluminium-Verband	Kopf	3
	Arm	2
	Bein	2
Aluminium-Rettungsdecken		2
Elastikbinden	10 cm breit	2
Handschuhe steril	Größe 7,5	2
	Größe 8	2
Einweghandschuhe	Paket groß	1
Trinkbecher verpackt		2

Eßlöffel		1
Trinkhalme		2
Elektrolytpulver	Paket	1
Trinkwassertüten	100 ml	6

● **Achtung, Verfallsdatum beachten!**

Kleiderschere		1
Pflasterrolle	rot 2,5 cm	1
Augenkompressen		5

9.6 Ablagefächer Notarztwagen

Fach Nr. 1
Verbrauchsmaterial für Gefäßzugänge

Desinfektionsspray	Flasche		2
Einmalrasierer			3
Mullkompressen steril	10 × 10 cm		20
	7,5 × 7,5 cm		20
Metalline-Drain-Kompr.	6 × 7 cm		20
Pflasterrollen	rot	1,25 cm	2
	rot	2,5 cm	2
	rot	5 cm	2
Pflasterrollen	weiß	1,25 cm	2
	weiß	2,5 cm	2
	weiß	5 cm	2
Rolle „Tapete"			1

Fach Nr. 2
EKG – Zubehör

Klebeelektroden	Pakete	2
EKG-Papier	Rolle/Paket	2
EKG-Kontaktpaste	Tube	2
EKG-Reservekabel	12-Druckknopf	1
EKG-Papierrolle	f. Defibrillator	1
Einmalrasierer		5
EKG-Kontaktspray	250 ml	1

Fach Nr. 3
Venenzugänge

V. jug. int. dextra et sin.	3
Nabic 8,4% IMS 50 ml	7

Fach Nr. 4
Blasenkatheter

Benzin Flasche 500 ml		1
Instillagel steril	6 ml	5
Polyvidon Jod	0,5 l	1
Handschuhe steril	Größe 7	3
	Größe 8	3
Blasenkatheter	Standard Ch. 12	2
	Standard Ch. 14	2
	Standard Ch. 16	2
	Standard Ch. 20	2
Blasenkatheter	Tiemann Ch. 12	2
	Tiemann Ch. 14	2
	Tiemann Ch. 16	2
	Tiemann Ch. 20	2
Katheter-Set	komplett	3
Plastikhandschuhe steril je 1		10
Ableitbeutel steril		6

Fach Nr. 5
Schrittmacherzubehör

Einschwemmelektrode	steril	3
Einführungsbesteck	komplett	2
Anschlußkabel		1
Pacemakergerät	mobil	1
Batterie	9-V-Block	1
Abdecktuch steril	75 × 50 cm	2
Schrittmachertestgerät		1
Handschuhe steril	Größe 7,5	3
	Größe 8	3
Abdecktuch 75 × 75 cm	steril	2
Steri-Drape 60 × 70 cm	mit Loch	4

Fach Nr. 6
Geräte

Blutdruckmeßgerät	Erwachsene	1
Blutdruckmeßgerät	Kinder	1
Stethoskop		1
Stauschlauch		1

Fach Nr. 7
Sondergröße RR

RR-Meßgeräte Sondergrößen		2

Fach Nr. 8
Metalline-Verbandtücher

Metalline-Tuch	120 × 80 cm	2
	80 × 60 cm	2
Metalline-Kopfverband		2

Fach Nr. 9
Reserve für Absauge

Absaugbeutel	1,2 l	3
Absaugschläuche für Bülau-Drain		8
Saugstab		1

Fach Nr. 10/11
Verbrauchsmaterial für Gefäßzugänge

Holzspatel		10
Watteträger steril		10
Binde elastisch	6 cm	2
	12 cm	2
	klebend 6 cm	2
Kompressen steril	7,5 × 7,5 cm	8
Mullbinde	8 cm	4
Verbandpäckchen DIN 1315 1		2
Verbandpäckchen DIN 1315 M		3
Dreiecktuch	100 × 100 × 140 cm	2

Fach Nr. 12
Mini-Jet-System

Adrenalin 0,1 mg/ml	10 ml	6
Atropin 1 mg/ml	10 ml	3
Glucose 50%	50 ml	2
Lidocain 2%	5 ml	4
Succinylcholin 100 mg	20 mg/ml	3

Fach Nr. 13
Medikamente A–D, Blutzucker, Alkohol

Adalat-Kapseln	10	mg	30
Aktivkohle-Pulver	10	g	5

Alupent	5	mg	5
Arterenol 1:1000	1	mg	10
Atosil	50	mg	10
Atropin	0,5	mg	10
Auxiloson-Spray			2
Beloc	5	mg	5
Bricanyl	10	mg	5
Bricanyl Aerosol			1
Calcium 10%	10	ml	10
Catapresan	0,15	mg	10
Diazepam Amp.	10	mg	20
Diazepam Tabl.	5	mg	40
Dobutrex	250	mg	2
Dociton Amp. 1 mg/ml			10
Dopamin	200	mg	5
Dopamin	500	mg	2
Dormicum	15	mg	10
Hämostiletten	f. BZ		20
Alkoholmonovetten			5

Fach Nr. 14
Infusionspumpen und Zubehör

Infusionsleitungen	für Injektomat	6
Verbindungsstück	LS 5fach	4
	LS 2fach	4
Spritzen 50 ml	für Injektomat	6
Durchflußbegrenzer	Dial-A Flow	6

Fach Nr. 15
Intubation

Laryngoskopgriff		1
Laryngoskopspatel	Größe 4	2
	Größe 3	2
	Größe 2	2
Tubus 7,5 vorbereitet mit Blockerspritze		1
Führungsstäbe	groß	4
Taschenlampe		1
Fremdkörperfaßzange	Magill groß	1
Reservebirnen für Laryngoskop		6
Reservebatterien	Mignon	2

Fach Nr. 16
Beatmung

Ambu-Peep-Ventile für Oxylog/Beutel		8

Fach Nr. 17
Guedel-Tubi

Beißkeile		2
Guedel-Tubi	Größe 5	2
	Größe 4	2
	Größe 3	2
	Größe 2	2
	Größe 1	2
Wendl-Tubi	ganzer Satz	1

Fach Nr. 18
Medikamente E-N

Fluimucil	300	mg	50
Gilurytmal	50	mg	5
Hydergin	1	ml	10
Hypnomidate	20	mg	10
Isoptin	5	mg	10
Kaliumchlorid	20	mval	5
Ketanest 1 ml = 10 mg	20	ml	5
Lasix	20	mg	10
Lasix	250	mg	5
Lidocain 2%	100	mg	10
Luminal	200	mg	10
Nabic 8,4%	20	ml	10
Nitrolingual-Spray	0,4	mg/Hub	2
Nitroglycerin	50	ml	4
Novaminsulfon 50%	5	ml	5
Novodigal	0,4	mg	10

Fach Nr. 19
Magensonden

Linton-Nachlas		1
Sengstaken-Blakemore	Ch. 16	2
Magensonden mit Mandrin	Ch. 16	3
Magenschlauch	10 × 14 mm	1
Spritzen 50 ml steril für Sonden/Dk		2
Cuffdruckmeßgerät		1
Kocherklemmen zum Armieren der S-Sonden		2

Fach Nr. 20
Spritzen   2 ml   ca. 100

Fach Nr. 21
Spritzen   5 ml   ca. 100

Fach Nr. 22
Spritzen   10 ml   ca. 100

Fach Nr. 23
Medikamente P-Z

Paspertin	10	mg	5
Phenhydan	250	mg	5
Psyquil	10	mg	20
Solu-Decortin	250	mg	6
Suprarenin	1	mg	10
Theophyllin	0,24	g	10
Trapanal	0,5	g	5
Xylocain 20%	2	g	4
NaCl 0,9%	10	ml	10
Glucose 50%	50	ml	2
Aqua ad inj.	50	ml	2

Monovetten für Plasmauntersuchung (Blaudeckel)   3
            für Serumuntersuchung (Schwarzdeckel)   3

Alkoholabnahmeröhrchen   3

Fach Nr. 24
Intubation

Tuben HI-LO	Größe 5,5	2
	Größe 6,5	2
	Größe 7,5	5
	Größe 8	3
	Größe 9	2
Tubushalter	weiß 7,5–8,5	5

Fach Nr. 25
Spritzen   20 ml   ca. 50

Fach Nr. 26
Venenzugänge

Peripheriezugänge	Abbocath 14 G	5
	Abbocath 16 G	5
	Abbocath 18 G	5
	Abbocath 20 G	5
	Abbocath 22 G	5
Peripheriezugänge	Butterfly 19 G	5
	Butterfly 21 G	5
	Butterfly 23 G	5
	Butterfly 25 G	5
Langkanüle	Beroset 14 G	4

Fach Nr. 27
Venenzugänge

Kanülen	Größe 1	20
	Größe 2	20
	Größe 27	20
Strauß-Kanülen	rot	5
Spritzenstopfen Combi	rot	10

Fach Nr. 28
Beatmung

Beatmungsmasken	Größe 0	2
	Größe 2	2
	Größe 5	2
Ersatzschlauch f. Oxylog		2
Peak-Flow-Meter mit Mundstücken		1

Fach Nr. 29
Antidote

Elektrisches Thermometer			1
Quecksilberthermometer			1
Bandmaße			2
Vergiftungsfibel			1
Köhler-Antidot-Set			2
Narcanti Amp.			20
Natriumthiosulfat 25%	100 ml		1
10%	10 ml gesamt		50
Sonderampullarium Antidote:			
Natriumthiosulfat	10%	10 ml	50
(Gesamtmenge 10%, z. T. auch im Fach 29)			
4-DMAP	250 mg		2
Toluidinblau	0,4 g	5 ml	2

Atropinsulfat	100 mg	10 ml	3
Toxogonin	250 mg		3
Apomorphin	10 mg	1 ml	2
Physostigmin	2 mg		3
Naloxon (Narcanti)	0,4 mg		6
Narcanti neonatal	0,04 mg		2

Fach Nr. 30
Verschlußfach

Dolantin	100 mg	15
Temgesic	0,3 mg	25
Photoapparat mit 1 Ersatzfilm		1
Sonderampullarium mit folgendem Inhalt:		
Akineton	0,5 mg	2
Atropin	100 mg	5
Buscopan	20 mg	3
Diamox	0,5 g	1
Haloperidol	5 mg	3
Hydergin	5 ml	2
Konakion	10 mg	3
Liquemin	25 000 IE / 5 ml	2
Magnesiumsulfat	1 g	3
Neurocil	25 mg	3
Nepresol	25 mg	2
Partusisten	0,5 mg	4
Paspertin	2 ml	2
Prostigmin	0,5 mg	1
Rytmonorm	70 mg	2
Strophantin	0,125 mg	6
Syntocinon	3 IE	3
Vitamin B1	100 mg	5
Zantic	50 mg	2
Pilocarpin-Augentropfen	1 %	1

Fach Nr. 31
Dokumentation

EKG-Lineal	1
NAW-Einsatzprotokolle	50
Leichenschauscheine gestempelt	30
Bögen „Herzinfarktlyse"	20
Nachschlagewerk Toxikologie, Antidote	1
(z. B. G. Späth: Vergiftungen	
und akute Arzneimittelüberdosierungen.	
Walter de Gruyter, Berlin – New York 1982)	

Fach Nr. 32
Bülau-Drainage

Pleurasets		2
enthalten je	Troikarkath 23 cm	1
	Skalpelle spitz	3
	Heimlich-Ventil	2
	Anschlußschlauch	1
	Fingertip-Konnektor	1
	Lochtuch steril	1
	Handschuhe steril Größe 7,5	2
	Größe 8	1
	Drain-Kompresse	2
	Pleurocath. n. Mathys	1
	Kombi-Nadelhalter	1
	Mersilene/Nadel 3/0	2
Troikarkatheter 23 cm		2
Pleurocath. n. Mathys		4

Fach Nr. 33
OP-Verbrauchsmaterial

Abdecktuch klein		5
klein mit Loch		5
groß		1
Venae-sectio-Besteck	komplett	1
Handschuhe steril	Größe 7,5	3
	Größe 8,5	3
Nahtmaterial mit Nadel	Catgut 3-0	3
	Mersilene 2-0	4
	Mersilene 4-1	3
Fadenziehset		1
Skalpelle steril		5
Schlitztuch Stoff		1
Abdecktuch Stoff		1
Kittel-Papier steril		1
Pflaumentupfer je 5		4
Plastikpinzette		2
Metallpinzette anatomisch		2

Fach Nr. 34
Infusionslösungen

Glucose 50%	500 ml	1
Lävulose 40%	500 ml	1
Lävulose 5%	250 ml	4

NaCl 0,9%	500 ml	1
Nabic 8,4%	250 ml	2
Plasmasteril Beutel	500 ml	5
Infusionssysteme		5

Fach Nr. 35/36
Zentrale Venenkatheter/Kortikoide/Nasensonden

Trommelspulenkatheter		10
Urbason 1000 mg		5
Absaugkatheter	weiß Ch. 12	10
	grün Ch. 14	10
	rot Ch. 18	5
Fingertipkonnektoren		5
O$_2$-Sonden		10
Secu-Tape-Katheter-Befestigung		10

Fach Nr. 37
Dachfach rechts

JET-Bandagen	Set	2
Kammerschienen	Set	2
Drahtgitterschienen	diverse, mind.	6
Kopfpolster		1
Metalline-Tuch	250 × 73 cm	2
Moltex-Unterlagen	mindestens	10
Pumpe für Vakuummatratze		1
Abfallbehälter Plastik „infektiös"		1
Westen „Notarzt/Ltd. Notarzt"		2
Lyseset mit Augenspiegel		1
Blutentnahmeröhrchen		
Langzeit-EKG		
Ugurol		
Trasylol		
Epsilon-Aminocapronsäure		
Mydriatikum Roche		
Halskrausen mit Klette 3 Größen		je 1
Trichter mit 1-Liter-Markierung		1
Kochsalz in Sonderabfüllung à 9 g		100
Paraffinum subliquidum DAB à 100 ml		4

Fach Nr. 38
Dachfach links

| Heli-Abfall-Boxen | | 10 |
| Einmal-Handschuhe 8/9 Glovex | | Paket 1 |

Kopfpolster			1
Saugfähiges Papier			
Kunststoffbeutel (Abwurf etc.) Rollen			2
Augenduschflasche leer			1

Fach Nr. 39
Kühlschrank

| Streptokinase | 250 000 IE | | 4 |
| | 500 000 IE | | 2 |

Glaszylinder Nr. 1

| Introducersysteme | Desilett Gr. 6 | | 5 |
| Sheldon-Katheter | | | 5 |

Glaszylinder Nr. 2

Subklaviakatheter	Cavafix MT 358		10
Abboven 18 für Kinder			5
Kindersubklavia	Cavafix MT 335		5

Sonderampullarium in Fach Nr. 30

Akineton	0,5	mg	2
Anexate (Benzodiazepin-Antagonist)			5
Atropin	100	mg	5
Buscopan	20	mg	3
Diamox	0,5	g	1
Effortil	10	mg	5
Haloperidol	5	mg	3
Hydergin	5	ml	2
Konakion	10	mg	3
Liquemin	25 000 IE / 5	ml	2
Magnesiumsulfat	1	g	3
Neurocil	25	mg	3
Nepresol	25	mg	2
Partusisten	0,5	mg	4
Paspertin	2	ml	2
Prostigmin	0,5	mg	1
Rytmonorm	70	mg	2
Strophantin	0,125	mg	6
Syntocinon	3	IE	3
Vitamin B1	100	mg	5
Zantic	50	mg	2
Pilocarin-Augentropfen	1	%	1

Sonderampullarium Antidote im Fach Nr. 29

Natriumthiosulfat	10%		10 ml	50
(Gesamtmenge, z.T. auch im Fach 29)				
4-DMAP	250	mg		2
Toluidinblau	0,4	g	5 ml	2
Atropinsulfat	100	mg	10 ml	3
Toxogonin	250	mg		3
Apomorphin	10	mg	1 ml	2
Physostigmin	2	mg		3
Naloxon (Narcanti)	0,4	mg		6
Narcanti neonatal	0,04	mg		2

9.7 Ausstattung Notarztwagen

9.7.1 Medizinischer Nutzbereich

Inhalationsgerät O_2		
mit Absauge	Dräger Privat	1
Reservesauerstoff 2,6 l		1
Sauerstoff 10 l		2
Druckminderventile		2
Reanimationstrommeln	komplett	3
Notfallkoffer	Erwachsene	1
	Kinder	1
	Bltg./Verbr.	1
Vakuummatratze		1
Beatmungsbeutel		1
Abfallkörbe		2
Heizlüfter		2
Schaufeltrage		1
Lagerhilfe Dreieckkissen	Orthopnoe	1
Oxylog tragbar mit O_2-Flasche		1
Oxylog fest		1
Stativ für Infusion		1
OP-Tisch		1
EKG-Gerät	komplett	1
Absauge	elektr. tragbar	1
	stationär	1
Defibrillator	komplett	2
Ösophagusschrittmacher mit Sonde		1
Sprudelwasserflasche mit Becher		1
Druckinfusionsgerät		1
Handwaschmittel		1

Handwaschbürsten	unsteril	1
Händedesinfektion		1
Kleiderschere		1
Magnet		1
Urinente		1
Gummisitzring		1
Magenablaufbeutel		5
Steckbecken		1
Kühlbox		1
RR-Meßgerät elektr./stationär		1
Batterieinfusionspumpe		1
Schreibunterlage mit Pappe		1
Abwurfbox für infektiöse und spitze Abfälle		1

9.7.2 Fahrerhaus

Zulassung in Tasche		
Checkliste		1
Straßenverzeichnis	Kaupert	1
	Charlottenburg auf Platte	1
Stadtplan		1
Fahrtenbuch		1
Fahrtenschreiberblätter		
Schreibunterlage		1
Meldertasche	komplett	1
Aufzugschlüssel	Satz	1
UKW-Funksprechanlage		1
Handfunkgeräte	2 m-Band	2
Reservebatterien für Handfunkgerät		3
Batterieprüfgerät		1
Radvorlegekeil		1
Brechwerkzeug	komplett	1
Klappspaten		1
Brechstange		1
Bolzenschneider		1
Überflurhydrantenschlüssel Typ A		1
Handfeger		1
Handscheinwerfer mit Warnkappen		2
Feuerlöscher	PG 6	1
Warndreieck		1
Wagenheber mit Gestänge		1
Abschleppseil mit Tasche, Lederriemen und Schäkel	5 m	1

Werkzeugtasche mit		
Schraubendreher	umsteckbar	1
dazu	Einsätze	2
Doppelmaulschlüssel	8/10	1
	11/13	1
	17/19	1
Maulschlüssel	14 mm	1
Radmutterschlüssel mit Drehstift		1
Steckschlüssel 13/19	Drehstift	1
Zündkerzenschlüssel		1
Vierkantschlüssel		1
Kombizange		1
Wasserpumpenzange		1

Fahrerhaus Dachfach

Gesichtsschutz	2
Atemschutzmasken im Beutel mit Filter	3
Tragegurte	2
Festschnallgurte	4
Wolldecke mit Bezügen im Sack	1

9.8 Bevorratung

9.8.1 Großunfallbereitschaft (Aluminiumkiste) 1–5, im Krankenhaus bevorratet

Im Falle eines Großschadensereignisses werden von beliebigen Hilfsfahrzeugen auf Anforderung des Notarztes zum Einsatzort gebracht:

Infusionssysteme		20
Trommelspulenkatheter	Drum-Cartridge	10
Subklaviakatheter	Cavafix-Certo	10
Peripheriezugänge	Abbocath 14 G	10
	Abbocath 18 G	10
	Abbocath 20 G	10
Kanülen	Größe 1	35
Strauß-Kanülen	blau	3
Spritzen	10 ml	20
	5 ml	20
	2 ml	20

Pflaster	rot 5 cm	3
Drain-Kompresse	6 × 7 cm	20
Verbandmaterial	pH-Dialyse-Set	20
Metalline-Verbandtuch	120 × 80 cm	2
	80 × 60 cm	8
fortlaufend	10 m × 73 cm	1
Metalline-Kompressen	10 × 8 cm	20
Steripack		5
Tubegaze 7	5 m	1
Elastikbinden	10 cm breit	4
Kompressenpäckchen		1
Verbandpäckchen	G DIN 13151	6
Desinfektionsspray	Flasche	2
Handschuhe steril	Größe 8	5
Einweghandschuhe	Paket groß	1
Skalpelle	steril	5
Nahtmaterial	4/1 grün	5
Bülau-Drainage-Set	komplett	2
Pleurocath.	5325.27	2
Heimlich-Ventil		2
Tuben HI-LO	Größe 7,5	5
Tubenhalter	weiß f. 7,5 mm	5
Blockerspritze	Größe 10 ml	1
Führungsstäbe	groß	2
Absaugeinheit	mobil	1
Absaugkatheter	weiß Ch. 12	5
Verbandschere		1
Kleiderschere		1
Stauschlauch		2
Kleidersäcke	rot	30
Abwurfbeutel	graue Rolle	1

| Verletztenanhänger | | | 30 |
| Inventarliste | | | 1 |

Medikamente

NaCl 0,9%	20	ml	10
Nabic 8,4%	250	ml	10
Onkovertin 6% Btl.	500	ml	10
Plasmasteril Btl.	500	ml	20
Atropin	0,5	mg	20
Diazepam	10	mg	25
Ketanest 1 ml = 50 mg	10	ml	5
Lidocain 2%	100	mg	10
Psyquil	10	mg	20
Urbason	1	g	7

9.8.2 Notfallkoffer für 10 Notfallpatienten 1–5, auf den Feuerwachen bevorratet

Tuben HI-LO	Größe 7,5	5
	Größe 2,5	4
	Größe 3,5	4
	Größe 4,5	4
	Größe 5,5	5
Verbandschere		2
Kocherklemmen	Einweg	3
Trommelspulenkatheter	Drum-Cartridge	2
Subklaviakatheter	Cavafix MT 358	2
Verweilkanülen	0,5	20
	1,0	20
Peripheriezugänge	Butterfly 21	5
Kanülen	Größe 1	30
Einwegspritzen	10 ml	30
	5 ml	20
Handschuhe steril	Größe 7	5
	Größe 8	5
Desinfektionsspray	Flasche 200 ml	2
Händedesinfektion	Flasche 100 ml	2
Stauschlauch		2
Taschenlampe leer		1
Batterien dazu	z. B. 2 × 1,5 V	1

Infusionssysteme		20
Heftpflaster	rot 2,5 cm	5
Trinkbecher		10
Papierhandtücher		10
Verbandset steril (Schere stumpf/spitz, Pinzette anatomisch)		5
Verletztenzettel	Block	1
Bleistift		2
Fettstift		1
Kreide		1
Binden	elast. 10 cm	2
Dreiecktücher	DIN 13168	10
Metalline-Brandtücher	120 × 80 cm	10
Metalline-Verbandpäckchen	35 × 45 cm	10
Mullbinden	8 cm	10
Rettungsdecken	gold/silber	10
Verbandpäckchen	„G" DIN 13151	10
	„N" DIN 13151	10
Wundauflagen	10 × 10	100
Wundschnellverband	DIN 13019 100 × 8 cm	1

Medikamente

Auxiloson		Dosieraerosol	1
Plasmasteril	500	ml	10
Sterofundin	500	ml	10
Natriumbikarbonat 8,4%	250	ml	1
Atropin		0,5 mg	5
Atropin	100	mg	5
Diazepam	10	mg	20
4-DMAP	250	mg	3
Ketanest 1 ml = 10 mg	20	ml	5
Natriumthiosulfat	1	g	15
Solu-Decortin	250 mg		3
Toluidinblau		0,3 g	1
Trapanal		0,5 g	20

Anhang

Ausbildung von Ersthelfern in Herz-Lungen-Wiederbelebung

Der Einsatz von notfallmedizinischer Intervention erfolgt leider meist dann, wenn dramatische Krankheits- oder Verletzungsbilder aufgetreten sind. Es liegt in der Natur der Sache, daß präventive Tätigkeit bis jetzt nicht primär Sache des Notfallmediziners war. Da er jedoch im Blickpunkt der Öffentlichkeit „so manchen Riß kittet", kommt ihm vielleicht die Rolle des „Mahners an der Wand" zu.
Es zählt also heute zu den Aufgaben der Notfallmedizin, aufklärerisch tätig zu sein. Ein erster Schritt in diese Richtung könnte der Kampf gegen den Sekundenherztod sein. Wie in Kapitel 2 angedeutet, resultieren wesentliche Fortschritte für die präklinische Wiederbelebung aus der Ausbildung von Laien zu Ersthelfern in Herz-Lungen-Wiederbelebung (HLW).

Da derartige erzieherische Maßnahmen nicht direkt etwas mit Ausübung notärztlicher Tätigkeit zu tun haben, sei die Abhandlung in einem Anhang gestattet. Dieser soll in erster Linie dem Ausbilder nötige Hintergrundinformationen verschaffen, um für die Diskussion mit potentiellen Ersthelfern durch die notwendigen Argumente und Zahlen gerüstet zu sein. Darüber hinaus soll dem Ausbildenden der unterschiedliche Stand derartiger Bemühungen bewußt gemacht werden.

Im Rahmen der sogenannten Franningham-Studie wird mit 1,4 Koronartodesfällen pro 1000 Tote gerechnet, das sind in der Bundesrepublik Deutschland im Jahr 90–100000 Tote, von denen mindestens 70% primär Herzkammerflattern/flimmern bieten. Insgesamt sterben 55% der Frauen und 56% der Männer mit um etwa 10–15 Jahre unterschiedlichem Altersgipfel den Koronartod. Nur etwa 14–18% davon sterben in den Kliniken.

94% aller durchgeführten Herz-Lungen-Wiederbelebungen finden außerhalb der Krankenhäuser statt. Bei einer durchschnittlichen Eintreffzeit von 4 Minuten bei urbanen Rettungs- und von 7 Minuten bei urbanen Notarztwagen ist unter Berücksichtigung von Alarmierungsdauer und Latenzzeit bis zur Notrufmeldung nicht mehr von einer Restitutio ad integrum des hypoxischen Hirnschadens bei Kammerflimmern als Regelfall auszugehen.

Fokussiert man altersabhängige Todesraten, so sterben bis zu 2,7/100 um 55jährige Männer den Sekundenherztod, d. h. in der Regel Erwerbstätige und Unterhaltspflichtige. Nach einer Reanimation nehmen nach amerikanischen Arbeiten etwa 50% der Patienten wieder eine Erwerbstätigkeit auf. Nach Schweizer Kosten-Nutzen-Analysen ist das Leben eines Facharbeiters, Vater von zwei Kindern, volkswirtschaftlich etwa 500000 SF „wert". Daher sind Kosten, wie sie im Rahmen eines vierwöchigen Krankenhausaufenthaltes mit anschließender Rehabilitation in der Anschlußheilbehandlung entstehen, etwa 25000 DM, mehr als amortisiert. Da die meisten akuten Herztodesfälle zwar im Rahmen einer koronaren Herzerkrankung entstehen, nicht jedoch operations- oder dehnungsbedürftige Herzkranzgefäßbefunde bieten, kann

von einer klinisch manifesten „Krankheit" nur durch das Auftreten des akuter
Herzkammerflimmerns gesprochen werden, die Patienten verspüren nach rechtzeitigen
Reanimation keine Einschränkung ihrer Lebensqualität.

Da also die Prognose der Grunderkrankung in der Regel nicht schlecht ist und vor
einer rechtzeitigen Wiederbelebung an sich auch nicht verschlechtert wird, ist das Zie
das rasche Überwinden der kritischen Phase des Herzkammerflattern/flimmern durck
baldmögliche Defibrillation. Diese Art der Herzrhythmusstörung ist fast immer zu
beseitigen, wenn die Maßnahme früh genug erfolgt, kein weiteres Erkrankungs- oder
Verletzungsmerkmal hinzutritt und die Zeit bis zum Einsetzen der Maßnahme mit
Herstellung eines Minimalkreislaufes überbrückt werden kann. An dieser Stelle
befindet sich in Großstädten zur Zeit das schwächste Glied in der Kette der Rettung

In Rotterdam konnte gezeigt werden, daß nicht nur die Rate der erfolgreicher
Reanimationen mit Hilfe ausgebildeter Ersthelfer zu steigern ist, sondern daß auch die
„Defektheilungen", die nervlichen oder psychischen Spätschäden, zurückgehen.

Die Ergebnisse von Reanimationen werden von 3,8–86% als primär erfolgreich
angegeben. Studien über Reanimationen sind kaum vergleichbar, da die Patienten-
klientel inhomogen ist. Im Mittel sind primäre Erfolgsraten von 29% bei Patienter
außerhalb von Kliniken als recht gut zu werten. Da von diesen Patienten nur etwa eir
Drittel die Klinik verlassen, vermindert sich die tatsächliche Erfolgsrate auf 7–10%
(basic and advanced cardiac life support nach mehr als 8 min). Bei Maßnahmen nach
0–4 Minuten sind primäre Erfolge in 50% der Fälle zu erreichen, mit Ersthelferreani-
mation sogar in bis zu 75%.

Erfahrungen anderenorts:

USA
(vorbildlich in Seattle, erhebliche Unterschiede von Ort zu Ort)
3 Stunden HLW-Ausbildung seit 1974, auch über die Medien. Verletzungen durch
CPR kein Thema, Reanimationseinweisung im Notfall per Telefon. Erwägung
Defibrillatoren wie Feuerlöscher allgemein zugänglich aufzuhängen. Rate der
Reanimation durch Laien bis zu 60%!

Niederlande, Rotterdam
CPR-Ausbildung seit 1979. Unter 14 000 Rettungseinsätzen 113 Reanimationen.
33 Patienten wurden in der Klinik aufgenommen, davon waren 16 sekundär
erfolgreich. 1985 von 60 Laienreanimationen 50% erfolgreich. Telefonreanima-
tionen im Versuch, mehr als 28 000 Einwohner in Herzdruckmassage, teils auch in
Beatmung ausgebildet (CAB-Regel)!

Schweden, Göteborg
Seit 1985 in größerem Umfang, 25% Schüler, 20% Behördenangestellte, 20%
„andere", 15% Angestellte in Gesundheitsberufen, 10% aus der Industrie, Rest
Angehörige von Risikopatienten. 3 Stunden mit Abschlußprüfung und Zeugnis,
100 000 Einwohner ausgebildet!

Bundesrepublik Deutschland
Göttingen
>Bis 1989 20 000 Einwohner auszubilden. Kurse über 6 Stunden, Training der Notrufmeldung!

Aschaffenburg
>Hauptphase seit 1985! Bereits mehrere tausend Ausgebildete!

Berlin
>Schüler werden seit 1986 ausgebildet, Zielgruppenorientierte Ausbildung mit den Hilfsorganisationen seit 1987, Angehörige von Risikopatienten, Sportler, Polizei, Altenpfleger, Betriebsersthelfer u. a.!

Die übergreifende Koordination der Bemühungen erfolgt durch ein Expertengremium (Wiederbelebungsrat).

Typische Fehler
Häufig wurden bei Ersthelfern ein falscher Druckpunkt, zu starke Kompression, Frequenzfehler und falsche Beatmungstechnik beobachtet. Allen Gruppen stehen Lehrfilme, Übungspuppen und Broschüren zur Verfügung, entsprechende Schwerpunktbildungen sollten didaktisch möglich sein.

Als sinnvoll erwies sich
- Theorie- und Praxisabschnitt getrennt
- mindestens ein Wiederholungstermin nach einem Jahr
- Ausrichtung nach den Richtlinien der American Heart Association

Als dringend wird eine deutsche oder besser europäische oder weltweite Vereinheitlichung der Bemühungen angesehen.

Wichtig:
1. Reanimation durch Ersthelfer ist nur dort sinnvoll, wo ein erstklassiges Rettungssystem mit möglichst kurzen Anfahrtzeiten zur Verfügung steht!
2. Unter dieser Voraussetzung werden Erfolge drastisch gesteigert, die Rate der Defektheilungen reduziert. Am meisten profitieren Patienten in den ersten Minuten nach dem Ereignis.
3. In Seattle werden 40% der Reanimationen von Laien begonnen, 43% davon sind derzeit sekundär erfolgreich. In vielen Gegenden der USA und Schwedens ist das, worüber wir uns auseinanderzusetzen haben, eine Selbstverständlichkeit!
4. Die Ausbildung in dieser ersten Hilfe sollte sich durch alle Ausbildungswege ziehen und mehrfach wiederholt werden.
5. Bis zur allgemeinen Verinnerlichung dieser Prinzipien kann die zielgruppenorientierte Ausbildung hilfreich sein.
6. Die Erkenntnisse über Schäden im Rahmen der immer häufiger erfolgreichen Reanimationen müssen durch Obduktionen dringend vertieft werden und in die Ausbildung didaktisch geschickt einbezogen werden.
7. Geeignete Ausbilder werden dringend benötigt.

Der Ablauf einer Laienausbildung zum Ersthelfer in Herz-Lungen-Wiederbelebung kann mit Lehrfilmen, sie liegen bei den Hilfsorganisationen vor, aufgelockert werden.

Zum Abschluß sollte ein Merkblatt verteilt und die Teilnahme am Kurs bescheinigt werden. Ein solches Merkblatt ist dem Buch beigegeben (3. Umschlagseite). Eine Dokumentation über wesentliche Stammdaten der Ersthelfer und deren Erfolge sollte immer angestrebt werden, nur so können unsere Techniken weiter optimiert werden.

Anschriften der Giftinformationszentralen und Sera-/Plasmadepots in der Bundesrepublik Deutschland
(Quelle: Rote Liste 1988)

Giftinformationszentralen

Berlin
Reanimationszentrum der Freien Universität Berlin, Universitätsklinikum Rudolf Virchow, Standort Charlottenburg, Spandauer Damm 130, 1000 Berlin 19, Tel. 030/3035-466 / 3035-2215 / 3035-436
Beratungsstelle für Vergiftungserscheinungen, Pulsstr. 3–7, 1000 Berlin 19, Tel. 030/302 30 22

Bonn
Informationszentrale gegen Vergiftungen, Universitätskinderklinik und Poliklinik, Adenauerallee 119, 5300 Bonn 1, Tel. 0228/260 62 11 u. 2606-1 (Zentrale)

Braunschweig
Städtisches Klinikum, Med. Klinik II, Salzdahlumer Str. 90, 3300 Braunschweig, Tel. 0531/68 80

Bremen
Kliniken der Freien Hansestadt Bremen, Zentralkrankenhaus, Klinikum für Innere Medizin – Intensivstation, St.-Jürgen-Straße, 2800 Bremen 1, Tel. 0421/497 52 68 u. 497 36 88

Freiburg
Informationszentrale für Vergiftungen, Universitäts-Kinderklinik, Mathildenstr. 1, 7800 Freiburg, Tel. 0761/270 43 61 u. 270 43 00

Göttingen
Vergiftungsinformationszentrale, Universitäts-Kinderklinik u. -Poliklinik, Humboldtallee 38, 3400 Göttingen, Tel. 0551/3962-39 / 3962-41 / 3962-10

Hamburg
Giftinformationszentrale Hamburg, I. Med. Abteilung, Allgemeines Krankenhaus Barmbek, Rübenkamp 148, 2000 Hamburg 60, Tel. 040/6385-3345 / 6385-3346 / 6385-1 (Zentrale)

Homburg/Saar
Beratungsstelle für Vergiftungsfälle im Kindesalter, Universitätskinderklinik im Landeskrankenhaus, 6650 Homburg/Saar, Tel. 06841/16-2257 / 16-2846 / 160 (Zentrale)

Kiel
Zentralstelle zur Beratung bei Vergiftungsfällen, I. Med. Universitätsklinik, Schittenhelmstr. 12, 2300 Kiel 1, Tel. 0431/597 42 68 u. 597-0 (Zentrale)

Koblenz
Städtisches Krankenhaus Kemperhof, Intensivstation der I. Med. Klinik, Entgiftungszentrale, Koblenzer Str. 115–155, 5400 Koblenz, Tel. 0261/499-648

Ludwigshafen/Rh.
Vergiftungsinformationszentrale, Med. Klinik C, Klinikum der Stadt Ludwigshafen am Rhein, Bremserstr. 79, 6700 Ludwigshafen, Tel. 0621/50 34 31 u. 5031 (Zentrale)

Mainz
Beratungsstelle bei Vergiftungen, II. Med. Klinik u. Poliklinik der Johannes-Gutenberg-Universität, Langenbeckstr. 1, 6500 Mainz, Tel. 06131/23 24 66 / 23 24 67 / 171 (Zentrale)

Mönchengladbach
Vergiftungs-Informationszentrale, Labor Dr. med. P. A. Tarkkanen, Bismarckplatz 4, Tel.
02161/2 02 30 / 2 02 30 (Zentrale), Telex: 8 52 91 36

München
Giftnotruf München (Toxikologische Abteilung der II. Med. Klinik rechts der Isar der TU),
Ismaninger Str. 22, 8000 München 80, Tel. 089/4140-2211

Münster
Beratungs- und Behandlungsstelle für Vergiftungserscheinungen, Med. Universitäts-Klinik,
Abt. B, Albert-Schweitzer-Str. 33, 4400 Münster, Tel. 0251/83 62 45 / 83 61 88 / 831 (Zentrale)

Nürnberg
2. Medizinische Klinik, Klinikum Nürnberg, Toxikologische Intensivstation, Giftinformationszentrale, Flurstr. 17, 8500 Nürnberg 90, Tel. 0911/398 24 51 u. 39 80 (Zentrale)

Papenburg/Ems
Marienhospital-Kinderklinik, Hauptkanal rechts 75, 2990 Papenburg/Ems, Tel. 04961/830

Mobile Gegengift-Depots

München
Toxikologische Abteilung der II. Med. Klinik rechts der Isar der TU, Ismaninger Str. 22, 8000
München 80, Tel. 089/41 40 22 11 oder über Berufsfeuerwehr München (innerhalb des Ortsnet-
zes) 112

Oberhausen
Berufsfeuerwehr, Brücktorstr. 30, 4200 Oberhausen 1, Tel. 0208/88 51 oder Notruf (innerhalb des
Ortsnetzes) 112

Schwandorf
Freiwillige Feuerwehr, Ettmannsdorfer Str. 30a, 8460 Schwandorf, Tel. 09431/44 40

Sera- und Plasmadepots für

Botulismus-Antitoxin vom Pferd
Diphtherie-Antitoxin vom Pferd
Gasbrand-Antitoxin vom Pferd
Hepatitis-B-Immunglobulin
Polyvalentes-Immunglobulin
Prothrombinkonzentrat (PPSB)
Röteln-Immunglobulin
Schlangengift-Immunserum, polyvalent, Europa
Tetanus-Immunglobulin
Tollwut-Immunglobulin
Tollwut-Impfstoff
Varizella-Zoster-Immunglobulin

Baden-Württemberg

Bad Mergentheim
Chirurgisches Kreiskrankenhaus, Labor, Wachbacher Str. 52, 6990 Bad Mergentheim, Tel. 07931/49 20

Freiburg
Apotheke im St. Josefskrankenhaus, Hermann-Herder-Str. 1, 7800 Freiburg, Tel. 0761/2711-204, ab 18.00 Uhr (0761) 2711-1

Heidelberg
Universitätsklinik, Chirurgie Ambulanz, Neuenheimer Feld 111, 6900 Heidelberg 1, Tel. 06221/56 62 20-1

Karlsruhe
Städt. Klinikum, Zentralapotheke, Moltkestr. 14, 7500 Karlsruhe, Tel. 0721/597(1)-888 (Montag–Freitag 7.45–12.45 Uhr u. 13.30–16.30 Uhr), sonst Pforte der II. Med. Klinik, Tel. 0721/597(1)-805

Konstanz
Städtische Krankenanstalten, Abt. f. Anästhesie u. Wiederbelebung, Luisenstr. 7, 7750 Konstanz, Tel. 07531/801-1 u. 801-345

Ravensburg
St. Elisabethenkrankenhaus, Elisabethenstr. 15, 7980 Ravensburg, Apotheke werktags 7.30–16.30 Uhr, Tel. 0751/87-23 58, sonst Pforte, Tel. 0751/87-0

Schwäbisch Hall
Diakonie-Krankenhaus Schwäbisch Hall GmbH, Hochhaus-Pforte, Diakoniestr. 11, 7170 Schwäbisch Hall, Tel. 0791/753-1

Stuttgart
Katharinenhospital, Intensiv-Station der Chirurgie C1 301, Kriegsbergstr. 60, 7000 Stuttgart, Tel. 0711/2034-301

Ulm
Universität Ulm – Klinikum, Zentrum für Innere Medizin, Station 2 Ost, Steinhövelstr. 9 (Safranberg), 7900 Ulm, Tel. 0731/179-2458

Villingen-Schwenningen
Städt. Krankenanstalten, Zentralapotheke, Stadtbezirk Villingen, Vöhrenbacher Str. 23, 7730 Villingen-Schwenningen, Tel. 07721/891 (Vermittlung) u. 89215 (Apotheke)

Bayern

Ansbach
Stadt- und Kreiskrankenhaus, Apotheke, Strüther Berg 7, 8800 Ansbach, Tel. 0981/870-1 (Zentrale) u. 87 02 88 (Apotheke)

Augsburg
Krankenhauszweckverband Zentralklinikum, Stenglinstraße 1, 8900 Augsburg, Apotheke Mo–Do 7.30–17.00 Uhr, Fr 7.30–14.00 Uhr, Tel. 0821/400 33 03 oder 33 06, sonst Notaufnahme: Tel. 0821/400 24 80

Bayreuth
Klinikum Bayreuth, Preuschwitzer Str. 101, 8580 Bayreuth, Chirurgische Ambulanz Aufnahme, Tel. 0921/40 00 u. 40 01 3 06

Deggendorf
Hauptkrankenhaus, Perlasberger Str. 41, 8360 Deggendorf, Tel. 0991/341 / 34-307 / 34-272

Kempten
Stadtkrankenhaus, Robert-Weixler-Str. 50, 8960 Kempten, Tel. 0831/205 50

München
Chirurgische Universitätsklinik, Blutbank, Eingang Nußbaumstr. 20, 8000 München 2, Tel 089/51 60 25 66 (tags u. nachts)
Klinikum rechts der Isar der TU München, Giftnotruf, Toxikologische Abteilung, Ismaninge Str. 22, 8000 München 80, Tel. 089/41 40 22 11, Telex: 52 44 04 klire d, Telefax: 089/41 40-24 6

Nürnberg
Klinikum Nürnberg, Medizinische Aufnahmestation, Bau 5 E, Flurstr. 17, 8500 Nürnberg 91 Tel. 0911/3980 u. 39 82 3 60 oder 2369

Regensburg
Krankenhaus d. Barmherzigen Brüder, Apotheke, Prüfeninger Str. 86, 8400 Regensburg, Tel 0941/3691 oder 369 281

Schweinfurt
Leopoldina-Krankenhaus, Apotheke, Gustav-Adolf-Str. 8, 8720 Schweinfurt, Tel. 09721/521 (Zentrale) u. 52 26 40 oder 2643 (Apotheke)

Traunstein
Stadtkrankenhaus, Med. Intensivabteilung, Cuno-Niggl-Str. 3, 8220 Traunstein, Tel. 0861/705(u. 70 52 78

Berlin

Reanimationszentrum der Freien Universität Berlin im Universitätsklinikum Rudolf Virchow Standort Charlottenburg, Spandauer Damm 130, 1000 Berlin 19, Tel. 030/3035-1 (Zentrale) 3035-466 u. 3035-2215 (Station 15), 3035-626 (Apotheke)
Krankenhaus Am Urban, Dieffenbachstr. 1, Tel. 030/697-1 (Zentrale), 6973-77 (Blutspende- zentrale), 6973-75 (Labor), 6973-92 (Apotheke)

Bremen

Städtische Krankenanstalten, Zentral-Krankenhaus, St.-Jürgen-Straße/Unfall-Ambulanz, 280(Bremen, Tel. 0421/497-5312

Hamburg

Universitäts-Krankenhaus Eppendorf, Apotheke, Martinistr. 52, 2000 Hamburg 20, Tel 040/4681

Hessen

Darmstadt
Städtische Kliniken, Med. Klinik, Stat. 2, Zi. 218, Grafenstr. 9, 6100 Darmstadt, Tel 06151/10 72 18

Frankfurt
Universitätsklinik, Zentrum der Inneren Medizin, Haus 68-2, Theodor-Stern-Kai 7, 600(Frankfurt 70, Tel. 069/63 01 51 78

Fulda
Städtische Kliniken, Blutdepot, Zi. B 2a, Pacelliallee 4, 6400 Fulda, Tel. 0661/844 01

Gießen
Zentrum für Innere Medizin, Med. Klinik I u. II, Intensivstation, Klinikstr. 36, 6300 Gießen, Tel. 0641/702-3681

Kassel
Städtische Kliniken, Zentrale Abt. f. Anästhesie u. operative Intensivstation, Mönchebergstr. 41–43, 3500 Kassel, Tel. 0561/803 24 96 u. 803 24 97

Niedersachsen

Braunschweig
Städtisches Klinikum, Unfallchirurgie, Holwedestr. 16, 3300 Braunschweig, Tel. 0531/595-450 (am Tage), 595-1 (nachts)

Emden
Hans-Susemihl-Krankenhaus, Apotheke, Bolardusstr. 20, 2970 Emden, Tel. 04921/801-1 u. 801-616 (während der Öffnungszeiten der Apotheke)

Göttingen
Klinikum der Universität, Tagespflege/Nachtaufnahme, Robert-Koch-Str. 40, 3400 Göttingen, Tel. 0551/39-8605

Hannover
Krankenhaus Oststadt, Chir. Amb., Podbielskistr. 380, 3000 Hannover 51, Tel. 0511/6461-281

Lüneburg
Städtisches Krankenhaus, Apotheke, Bögelstr. 1, 2120 Lüneburg, Tel. 04131/717-1

Osnabrück
Städtische Kliniken, Unfallstelle, Natruper-Tor-Wall 1, 4500 Osnabrück, Tel. 0541/323-4336 (während der Öffnungszeiten der Apotheke), 323-4360 (Unfallstelle, außerhalb der Öffnungszeiten der Apotheke)

Stade
Städtisches Krankenhaus, Apotheke, Bremervörder Str. 111, 2160 Stade, Tel. 04141/13-1

Nordrhein-Westfalen

Aachen
Luisen-Hospital, Boxgraben 99, 5100 Aachen 1, Tel. 0241/4769-440 (8–17 Uhr, außer Mittwochnachmittag), 4769-1 (während der Nachtstunden sowie an Sonn- und Feiertagen)

Arnsberg
Städtisches Krankenhaus Marienhospital, Nordring 37–41, 5670 Arnsberg 2, Tel. 02931/870-1 (Zentrale), 870-279 (Intensivstation)

Bielefeld
Städtische Krankenanstalten Bielefeld Mitte, Teutoburger Str. 50, 4800 Bielefeld 1, Tel. 0521/581 27 20 (Apotheke), 581 22 22 (Notaufnahme)

Bonn
Malteser-Krankenhaus Bonn-Duisdorf (Hardtberg), Von-Hompesch-Str. 1, 5300 Bonn, Tel. 0228/648 13 69 (Intensivstation)

Dortmund
Städtische Kliniken, Beurhausstr. 40, 4600 Dortmund 1, Tel. 0231/5422 1340 u. 5422 1341
(Haupt-Aufnahme)

Düsseldorf
Medizinische Einrichtungen der Universität Düsseldorf, Med. Klinik u. Poliklinik, Notauf-
nahmestation MA 1, Moorenstr. 5, 4000 Düsseldorf, Tel. 0211/311-7012 (Diensthabender
Arzt)

Essen
Universitätsklinikum Essen, Med. Einrichtungen der Universität – Gesamthochschule – Med.
Klinik u. Poliklinik, Hufelandstr. 55, 4300 Essen 1, Tel. 0201/7991 2444 (Aufnahmestation
(MA))

Gummersbach
Kreiskrankenhaus Gummersbach GmbH, Wilhelm-Breckow-Allee 20, 5270 Gummersbach, Tel.
02261/170 (Diensthabender Arzt d. Med. Klinik)

Köln
Städt. Krankenhaus Merheim Köln-Merheim, Chir. Klinik, Ostmerheimer Str. 200, 5000
Köln 91, Tel. 0221/8907-2837 (Notaufnahme/Unfallambulanz)

Krefeld
Städtische Krankenanstalten, Lutherplatz 40, 4150 Krefeld, Tel. 02151/828-1, 828-2613 u. 828-
2615 (am Tag), 828-2614 (Nachtanschluß)

Lüdenscheid
Kreiskrankenhaus, Paulmannshöher Str. 14, 5880 Lüdenscheid, Tel. 02351/4331 (Zentrale),
433 2609 (Apotheke)

Minden
Klinikum Minden, Friedrichstr. 17, 4950 Minden, Tel. 0571/8010 (Serumbereitschaftsdienst)

Münster
Raphaelsklinik, Servatiikirchplatz 8, 4400 Münster, Tel. 0251/5007-1 (Zentrale), 5007-326
(Apotheke)

Paderborn
St.-Vincenz-Krankenhaus, Am Busdorf 2–4, 4790 Paderborn, Tel. 05251/202-1 (Zentrale), 202-
227 (Apotheke)

Recklinghausen
Knappschafts-Krankenhaus, Dorstener Str. 151, 4350 Recklinghausen, Tel. 02361/56-0 (Zentrale), 56-2140 (Operative Intensivstation)

Siegen
St.-Marien-Krankenhaus, Kampenstr. 51, 5900 Siegen 1, Tel. 0271/588-0 (Zentrale), 588-4918
(Intensivstation)

Wesel
Evangelisches Krankenhaus, Schermbecker Landstr. 88, 4230 Wesel, Tel. 0281/1061 (Apotheke)

Wuppertal
Städt. Ferdinand-Sauerbruch-Krankenanstalten, Arrenberger Str. 20, 5600 Wuppertal 1 (Elber-
feld), Tel. 0202/3943 20 u. 3942 07 (Chir. Ambulanz/Diensthabender Arzt)

Rheinland-Pfalz

Kaiserslautern
Städtisches Krankenhaus, Med. Ambulanz, Friedrich-Engels-Str. 25, 6750 Kaiserslautern, Tel. 0631/2031242 (Diensthabender Arzt oder Oberarzt)

Koblenz
Brüderkrankenhaus St. Josef, Intensivstation, Kardinal-Krementz-Str. 1-5, 5400 Koblenz, Tel. 0261/40430 App. 242

Ludwigshafen
Städtische Krankenanstalten, Bremserstr. 79, 6700 Ludwigshafen, Tel. 0621/503431

Mainz
Transfusionszentrale des Klinikums der Universitätskliniken Mainz (Johannes-Gutenberg-Universität), Augustusplatz 2, Zi. 136, 6500 Mainz, Tel. 06131/173221

Trier
Krankenhaus d. Barmherzigen Brüder, Auskunft – Telefonzentrale, Nordallee 1, 5500 Trier, Tel. 0651/3080

Schleswig-Holstein

Flensburg
St.-Franziskus-Hospital, Erstversorgung, Dorotheenstr. 36, 2390 Flensburg, Tel. 0461/816240

Heide
Kreiskrankenhaus Dithmarschen, Aufnahme, Esmarchstr. 50, 2240 Heide, Tel. 0481/7940

Kiel
Städtisches Krankenhaus, Aufnahme, Metzstr. 55, 2300 Kiel, Tel. 0431/51131

Lübeck
Klinikum der Medizinischen Hochschule, Institut f. Immunologie u. Transfusionsmedizin, Ratzeburger Allee 160, 2400 Lübeck 1, Tel. 0451/500-2855 und -2842

Saarland

Neunkirchen
Notfalldepot im Ev. Fliednerkrankenhaus, Chir. Ambulanz, Theodor-Fliedner-Str. 12, 6680 Neunkirchen, Tel. 06821/1010

Saarbrücken
St.-Lukas-Apotheke, Hochstr. 149, 6600 Saarbrücken 5, Tel. 0681/76132016

Informations- und Behandlungszentren für Vergiftungen in der Deutschen Demokratischen Republik

Berlin
Institut für Arzneimittelwesen (IFAR), 1120 Berlin-Weißensee, Große Seestr. 4, Tel. 00372/3 66 94 18

Leipzig
Toxikologischer Auskunftsdienst, 7010 Leipzig, Härtelstr. 16-18, Tel. 003741/3 19 16 (während der Arbeitszeit)

Schlüssel zum Gegenstandskatalog 2 und 4 für die ärztliche Prüfung

Stichwortregister

Die **fett** gedruckten Seitenzahlen weisen auf Stichworte hin, die auf der entsprechenden Seite ausführlicher behandelt werden oder größere Wichtigkeit besitzen, so daß sie beim Nachschlagen zuerst aufgesucht werden können.

Auf die Nennung von Handelsnamen der Fertigarzneimittel wurde an dieser Stelle verzichtet und die wichtigsten Generika genannt. Gängige Handelsnamen der von uns häufig benutzten Arzneimittel werden im Fließtext mit ® gekennzeichnet und sind ohne Kennzeichnung des Warenzeichens in den Bestückungslisten des Kapitels 9 bzw. im Kapitel 7 zu finden; letzteres beschäftigt sich ausschließlich mit Arzneimitteln und Tropfinfusionen.

Bescheinigung

Frau/Herr

hat an einem Kursus über Herz-Lungen-Wiederbelebu **HLW** teilgenommen.

am   19   über   Stunden

ausbildenden Organisation

Unterschrift des Ausbilders

Bewußtlosigkeit
Atemstillstand
Pulslosigkeit

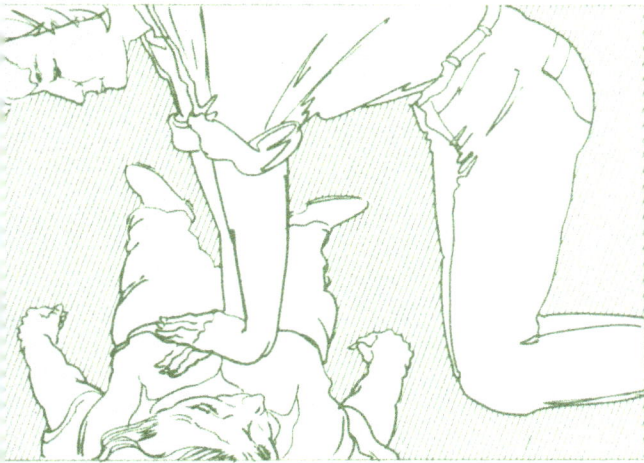

helfe   2 x Atemspende
ein   15 x Herzmassage

helfen   1 x Atemspende
zweit   5 x Herzmassage
             ohne Unterbechung !

bei **Säuglingen**
benutze ich die **Fingerspitzen**
zur Herzdruckmassage
und **hauche** in Mund und Nase

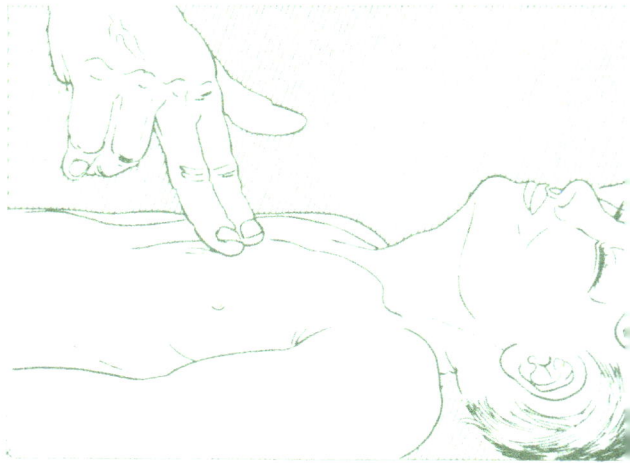

Herzdruckmassage:
     100 x pro Minute

Atemhauch:
     40 x pro Minute

Hand auf's Herz!

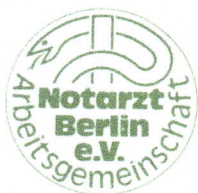

rz-Lungen-Wiederbelebung

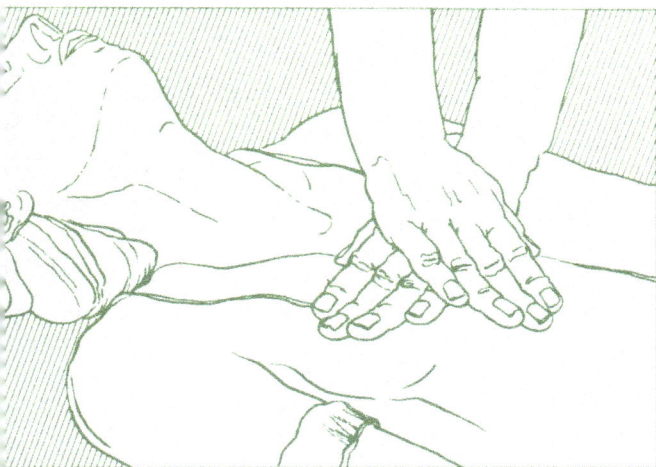

HLW

jeder kann helfen – **ich auch!**

mationszentrum Universitätsklinikum Charlottenburg, FU Berlin

Ein Mensch bricht zusammen,
was tue ich?

      ich schüttle ihn
      und rufe ihn laut an
bewußtlos?
      ich schaue ihn an
Atmung?

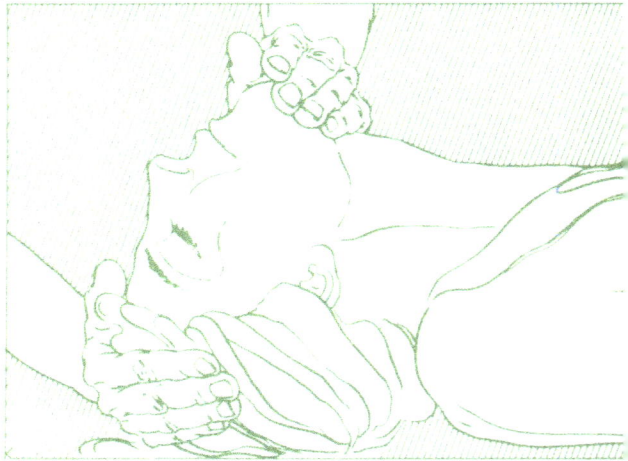

A   Atemwege freimachen:
           Kopf nach hint

ich schaue ihn wieder an
Atmung ?

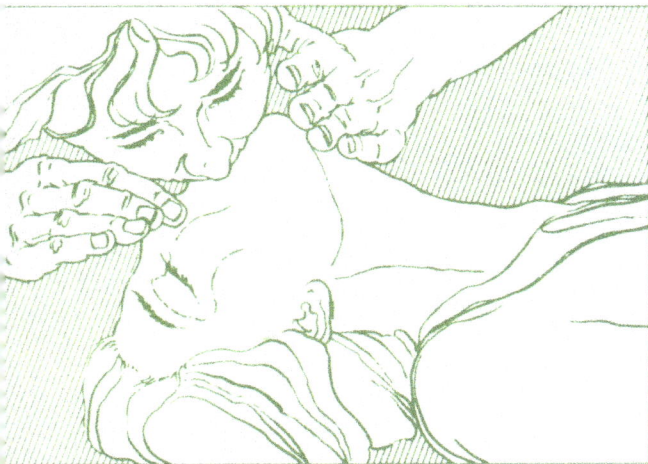

Beatmen : **Nase zuhalten**
            Kinn nach vorn
     Atemspende : 2 x

ich taste den Puls am

Pulslosigkeit?

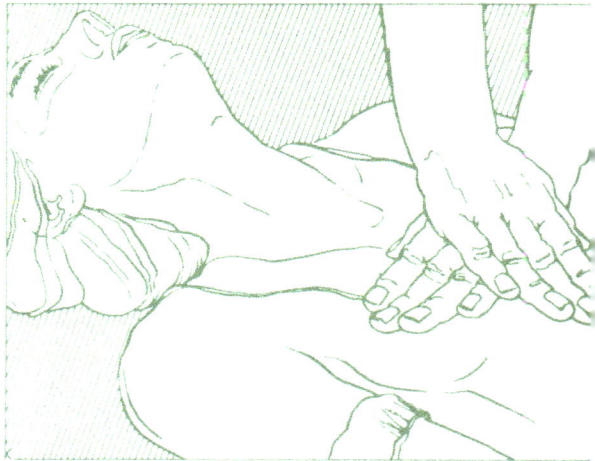

C Circulation : **Herzdruckma**
in Brustbeinm
80–100 x pro Minute

n Mensch bricht zusammen

Bewußtlosigkeit
Atemstillstand
Pulslosigkeit

ɔ einfach wie das **ABC** beginnt die **HLW**

A **Atemwege frei**
Kopf überstrecken
B **Beatmen**
C **Circulation**: 80 – 100 x/Min
Herzdruckmassage

in Helfer: 2 x beatmen
          15 x Herzdruckmassage

wei Helfer: 1 x beatmen
          5 x Herzdruckmassage
          ohne Unterbrechung

otarzt verständigen   **Tel.: 112**

www.ingramcontent.com/pod-product-compliance
Lightning Source LLC
Chambersburg PA
CBHW042139210326
41458CB00077B/6277